全国中医药行业高等教育"十三五"创新教材

# 临床中药学

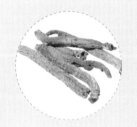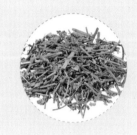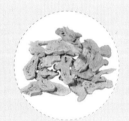

主　编　刘红燕　马艳妮

副主编　万　鹏　朱　姝

编　委　刘　杨　胡亚洁　顾婷婷

　　　　徐云峰　梁　彬

主　审　刘更生　郭　栋

中国中医药出版社

·北　京·

**图书在版编目（CIP）数据**

临床中药学 / 刘红燕，马艳妮主编 . —北京：中国中医药出版社，2020.8

ISBN 978-7-5132-4764-1

Ⅰ . ①临⋯　Ⅱ . ①刘⋯　②马⋯　Ⅲ . ①中药学　Ⅳ . ① R28

中国版本图书馆 CIP 数据核字（2018）第 018940 号

---

**中国中医药出版社出版**

北京经济技术开发区科创十三街 31 号院二区 8 号楼

邮政编码　100176

传真 010-64405750

山东临沂新华印刷物流集团有限责任公司印刷

各地新华书店经销

开本 787×1092　1/16　印张 11.5　字数 205 千字

2020 年 8 月第 1 版　2020 年 8 月第 1 次印刷

书号　ISBN 978 – 7 – 5132 – 4764 – 1

定价　78.00 元

网址　www.cptcm.com

社 长 热 线　010-64405720

购 书 热 线　010-89535836

维 权 打 假　010-64405753

微信服务号　zgzyycbs

微商城网址　https://kdt.im/LIdUGr

官 方 微 博　http://e.weibo.com/cptcm

天猫旗舰店网址　https://zgzyycbs.tmall.com

如有印装质量问题请与本社出版部联系（010-64405510）

# 编写说明

　　中药学是中华民族的优秀瑰宝，是我国劳动人民长期与疾病做斗争过程中逐渐积累起来的经验总结及理论升华。从神农尝百草到形成较为系统的理论体系，中药学的发展经历了由实践升华成理论、理论指导实践的反复完善和提升过程。作为我国劳动人民防病治病的重要武器，中药质量的优劣，直接影响到临床治病的有效性、安全性和稳定性。随着中药学理论体系的持续发展，影响其临床疗效的品种、产地、采收加工、真伪、炮制方法、化学成分等方面研究也日臻完善。

　　临床中药学是研究中药基础理论和影响中药临床疗效知识的学科，是衔接中药基础与临床的桥梁。其任务是遵循中医药理论体系，研究、探讨中药基本理论、真伪鉴别、炮制理论及工艺。具体内容包括中药材及中药饮片品种来源、产地、采收加工、真伪鉴别、炮制方法及理论等，确保临床用药的安全性、合理性与有效性。

　　中医是在独特的理论体系指导下防病治病的传统医学。我们常比喻"中医是枪，中药是子弹"，只有枪和子弹紧密结合在一起，中医中药才能发挥作用。随着学科的进一步细化，中医中药学生分方向培养愈加强调了专业化教学，导致了"枪"与"子弹"的分离。我们在实践教学及与临床工作者交流的过程中发现，现在的学科分化教学模式，既没有突出特色，也没有抓住重点，导致指导中医治病的"医""药"分家。临床实践中有相当一部分医学生能熟练背诵经典名方，却不认药、不识药、不懂药，更不会正确用药，难以凸显中药临床治病特色，使得中医名不符实。好的中医师，同时也是一个好的中药师，只有掌握了中药的"个性"，才能将中医药优势进一步凸显。

鉴于此，我们组织编撰了《临床中药学》一书。紧紧围绕中药服务临床实践的任务，以单味药材为主线，使中药来源、个子性状、饮片性状、炮制规格等知识构成一个有机整体，融中药鉴定学、中药炮制学、中药学等多学科知识于一体，充分体现了中医药理论指导下的防病治病理论，为中药更好地服务临床奠定了坚实的基础。

本书共分三篇。上篇介绍中药鉴定、中药炮制的基础知识。中篇介绍常用中药服务于临床前的鉴定识别与炮制，共收载临床最常用中药材一百余种，每一品种均按照处方用名、来源、功效、鉴别要点、炮制规格及临床应用、附注做了详细的介绍，并附有个子药材、饮片及炮制规格的彩色照片。下篇是实验指导，共收录7个代表性炮制学实验项目与2个药剂学实验项目，目的是使学生能掌握中药炮制的基本方法和基本技能，继承和发扬中药传统炮制、制药技艺。

本书的编写，力求做到以下几点：一是文字描写简练；二是所收载药材及饮片规格齐全；三是采用实物拍摄照片，图片清晰，色彩逼真，能真实准确反映实物标本的性状特征；四是图文呼应，一目了然；五是以单味药材为中心，中药个子、饮片、炮制规格主线清晰。

本书的编撰工作从创意到定稿，历时近两年。在编写过程中，得到了山东中医药大学有关领导、专家的关心和支持，河北安国药材市场李崭老师提供了国产决明子、决明子与小决明子对比及冀土鳖、乌梢蛇段等药材图片，"中药人在路上"群友提供了唐古特大黄饮品、药用大黄饮品、淡附片、白龙齿、镜面砂等药材图片，在此一并表示衷心感谢！

如有错误和疏漏，真诚希望各位读者及同行予以批评指正。

《临床中药学》编委会

**2020 年 2 月**

# 目 录 CONTENTS

## 上篇　基础知识

中篇　常用中药的鉴定与临床应用

## 下篇　实验指导

# 上 篇 基础知识

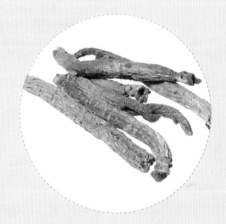

# 第一章　中药鉴定基础知识

　　中药鉴定是在继承中医药学遗产和传统鉴别经验的基础上，运用现代自然科学技术研究和探讨中药来源、性状、显微特征、理化鉴别、质量指标及寻找新药等的理论和实践问题。简而言之，就是对中药进行"整理提高、保质寻新"。

　　中药鉴定的研究对象包括中药材、中药饮片和中成药等。其主要任务是检验和控制中药的品种和质量、研究和制定中药的质量标准、考证与整理中药的复杂品种、开发与利用中药资源。该项工作是中药各项工作之首，直接关系到中药各项研究工作的正确与错误、临床疗效的好坏、经济效益的获得与损失等。

## 第一节　中药材的品种与质量

　　中药品种繁多，来源复杂，据初步统计，常用的商品中药达 7000 多种，商品中药材有复杂品种问题的约占 50%，直接影响了临床用药的准确性和中药产品的质量。中药材品种存在的问题颇多，主要表现在如下方面：①一药多种来源，本末难分；②形态相似，造成误采、误收、误种、误用；③以假充真，冒名顶替；④地方用药习惯；⑤人为制造伪品等。

　　除品种外，质量优劣也是影响药效的重要因素之一。影响中药质量的主要因素有：①药材产地。如熟地黄以产于怀庆（今河南沁阳）者为优，阿胶以产于山东东阿者为胜，枸杞子以产于宁夏者为佳，麦冬以产于四川、浙江者为上等。②药材采收季节、采收时间。采收时间不同，药材所含的化学成分也有差异。俗语"三月茵陈四月蒿，五月茵陈当柴烧"很好地描述了采收期对中药质量的重要影响。③中药运输与仓储环境。④人为因素。如在中药中掺入异物或混入非药用部位，如海马中注蛋清、冬虫夏草中掺牙签。⑤指标成分。如人参、天麻等经过化学成分提取、干燥后再用，其外观性状与原料药材相似，但药材的内在质量明显降低。

# 第二节 中药产地与采收加工

除部分人工制品外，中药主要源于天然植物、动物和矿物。中药的产地、采收是否适宜是影响药材质量的重要因素。《神农本草经》指出："阴干、暴干，采造时月，生熟，土地所出，真伪陈新，并各有法。"历代医家都十分重视中药的产地与采集，并在长期的实践中，积累了丰富的经验和知识。

我国疆域辽阔，各地自然环境、水土、日照、气候、生物分布等生态环境不尽相同，南北迥异，为生态多样性提供了有利条件，同时也造就了中药品种、产量和质量的地域性差异。《本草衍义》云："凡用药必择土地所宜者，则药力具，用之有据。"强调了气候水土自然因素对药材疗效的影响，即"道地药材"的早期概念。所谓道地药材，又称地道药材，是优质纯真药材的专用名词，它指历史悠久、产地适宜、品种优良、产量宏丰、炮制考究、疗效突出、带有地域特点的药材。历代医药学家都十分重视道地药材，从《神农本草经》始，众多本草文献都记载了名贵药材的品种产地资料，如甘肃当归，宁夏枸杞子，青海大黄，内蒙古黄芪，东北人参、细辛、五味子，山西党参，河南地黄、牛膝、山药、菊花，云南三七、茯苓，四川黄连、川芎、贝母、乌头，山东阿胶，浙江贝母，江苏薄荷，广东陈皮、砂仁等。

## 一、中药的采收原则

中药的采收时节、方法与中药质量密切关联。动植物在生长发育的不同时期，药用部位所含有效及有害成分各不相同，药物的疗效和毒副作用也存在较大差异，故药材的采收时节必须适当。孙思邈《备急千金要方》云："早则药势未成，晚则盛时已歇。"《千金翼方》有："夫药采取，不知时节，不以阴干暴干，虽有药名，终无药实，故不依时采取，与朽木不殊，虚费人工，卒无裨益。"强调了药物适时采收的重要性。近代药物化学研究证实，中药有效成分含量与采收期关系密切。如人参皂苷以8月份含量最高，麻黄生物碱秋季含量最高，槐花在花蕾期芦丁含量最高，青蒿中青蒿素含量以7月至8月中花蕾出现前为高峰，故槐花、青蒿均应在开花前采收为宜。每种植物都有一定的采收时节和方法，按药用部位不同可归纳为以下几方面。

**1. 全草类**　多在植物枝叶茂盛、花朵初开时采收。一般割取地上部分，如益母草、荆芥、紫苏、豨莶草等；有的以全株入药，如车前草、紫花地丁等；亦有采带叶花梢者，如夏枯草等。

**2. 叶类**　多在花前盛叶期或花盛期采收。此时，叶片茂盛、性味完壮、药力雄厚，最适宜采收，如枇杷叶、荷叶、大青叶、艾叶等。个别经冬不凋的耐寒植物或药用特殊者，需在深秋经霜后采收。

**3. 花、花粉类**　一般在花蕾期或花初开时采收，以免香味散失、花瓣散落而影响质量，如野菊花、金银花、月季花、旋覆花等。对花期短者或花朵次第开放者，应分次及时采收。至于蒲黄、天花粉之类以花粉入药者，则须在花朵盛开时采收。

**3. 果实、种子类**　果实类药物除青皮、枳实、覆盆子、乌梅等少数药材要在果实未成熟时采收果皮或果实外，一般均在果实成熟时采收，如瓜蒌、槟榔、马兜铃等。以种子入药者，通常在完全成熟后采收，如莲子、银杏、沙苑子、菟丝子等。

**4. 根、根茎**　一般以秋末或春初即2月、8月采收为佳，因为春初"津润始萌，未充枝叶，势力淳浓"，"至秋枝叶干枯，津润归流于下"，且"春宁宜早，秋宁宜晚"（《本草纲目》）。但也有少数例外，如半夏、太子参、延胡索等则要在夏季采收。

**5. 皮类**　通常在春、夏时节植物生长旺盛，植物体内浆液充沛时采收，则药性较强，疗效较高，并容易剥离，如黄柏、杜仲、厚朴等。另有些植物根皮则以秋后采收为宜，如牡丹皮、苦楝皮、地骨皮等。

**6. 动物药类**　因不同的种类和不同的药用部位，采收时间也不同。如潜藏地下的小动物全蝎、土鳖虫、地龙、斑蝥等虫类药材，多在夏末秋初捕捉，此时气温高，湿度大，宜于生长，是采收的最好季节；桑螵蛸为螳螂的卵鞘，露蜂房为黄蜂的蜂巢，这类药材多在秋季卵鞘、蜂巢形成后采收，并用开水煮烫以杀死虫卵，以免来年春天孵化成虫；蝉蜕为黑蝉羽化时蜕的皮壳，多于夏秋季采收；蛇蜕为锦蛇、乌梢蛇等多种蛇类蜕下的皮膜，因其反复蜕皮，故全年可收，唯3～4月最多；哈蟆油宜在白露前后林蛙发育最好时采收；石决明、牡蛎、蛤壳等海生贝壳类药材，多在夏秋季捕采，此时发育生长旺盛，钙质充足，药效最佳；大的动物类药材四季皆可捕捉，但一般宜在秋季猎取，唯有鹿茸必须在春季清明节前后雄鹿所生幼角未骨化时采收质量最好。

**7. 矿物药材**　全年皆可采收，不拘时间，择优采选即可。

正如《本草蒙筌》所说："茎叶花实，四季随宜，采未老枝茎，汁正充溢，摘将

开花蕊，气尚包藏，实收已熟，味纯，叶采新生，力倍。入药诚妙，治病方灵。其诸玉石禽兽虫鱼，或取无时，或收按节，亦有深义，非为虚文，并各遵依，勿恣孟浪。"足见药材不同，采收方法各异，但还是有一定规律可循的。

## 二、中药的产地加工

中药采收后，除少数供新鲜药用外，绝大部分品种都要进行产地加工。产地加工不仅能防止药材霉烂变质和有效成分散失，而且便于仓储、调拨、运输和有效使用。现将一般常规加工方法介绍如下。

**1. 根及根茎类**　一般采挖后去净地上茎叶、泥土和须根等，迅速晒干、烘干或阴干。有的需先刮去或撞去外皮使色泽洁白，如沙参、山药、半夏等；质地坚硬或较粗的药材，需趁鲜切片或剖开而后干燥，如苦参、狼毒、商陆等；富含黏液质或淀粉类药材，需用开水稍烫或蒸后再干燥，如天麻、百部等。

**2. 皮类**　一般在采收后趁鲜切成适当大小而后晒干。但有些品种采收后应先除去栓皮，如黄柏、椿树皮、刮丹皮等。厚朴、杜仲应先入沸水中微烫，取出堆放，让其"发汗"，待内皮层变为紫褐色时，再蒸软，刮去栓皮，切成丝、块丁或卷成筒状，晒干或烘干。

**3. 花类**　为了保持花类药材颜色鲜艳、花朵完整，此类药材采摘后，应置通风处摊开阴干或低温迅速烘干，如玫瑰花、旋覆花、金银花、野菊花等。

**4. 叶、草类**　此类药材采收后，可趁鲜切成丝、段或扎成一定质量及大小的捆把晒干，如枇杷叶、仙鹤草、老鹤草等。对含芳香挥发性成分的药材，如荆芥、薄荷、藿香等，宜阴干，忌晒，以避免有效成分的损失。

**5. 果实、种子类**　一般采后直接干燥。有的需经烘烤、烟熏等加工过程，如乌梅，采摘后分档，用火烘或焙干，然后闷 2～3 天，使其色变黑。有的经切割加工成一定形态，如枳实、化橘红等。有的为了加速干燥，可在沸水中微烫或笼屉中蒸后，再捞出晒干，如木瓜等。

**6. 动物类**　药用动物捕捉后进行产地加工的方法多种多样，一般要求加工处理必须及时得当，常用的方法有洗涤、清洗、冷冻或加入适宜防腐剂等，特别是干燥处理法最为常用。如蜈蚣在捕收烫死后，应及时选用与虫体长宽相近的竹签，将虫体撑直，然后曝晒使干燥；若遇阴雨天，可用无烟炭火烘干，温度一般不宜超过 80℃；熏蒸加工，不仅使蜈蚣虫体进一步干燥，增加药材的色泽，而且还可灭杀附着在虫体表面及内部的虫卵，提高药材的质量，并有利于其贮藏。

**7. 矿物类**　矿物类药材的加工主要是清除泥土和非药用部位，以保持药材的洁净度。

总之，药材采收后，应迅速加工、干燥，避免霉烂变质。对植物类药材，采收后尽可能趁鲜加工成饮片，以减少重复加工时浪费药材和损失有效成分。

## 第三节　中药传统鉴别方法

中药鉴定即鉴定中药品种的真伪优劣，以保证中药质量。

### 一、来源鉴定法

中药来源鉴定即中药真伪和品种鉴定，是应用植、动、矿物分类学知识，对中药的来源或原料药进行鉴定，确定正确的学名（或矿物的名称）或中成药的原料组成，以保证应用中品种准确无误。

### 二、性状鉴定法

性状鉴定是通过对药材的外形、大小、表面、颜色、质地、断面以及气味等进行综合观察，判断药材的真伪。传统的鉴别方法主要有眼观、手摸、鼻闻、口尝、水试、火试等，所以，中药的性状鉴定也叫"直观鉴定法"。

**1. 眼观**　是通过观察药材的形状、大小、表面、颜色、断面等判定药材真伪优劣等的方法。

每种中药材的外形一般是固定的。如炉贝为圆锥形，平贝母为扁球形，真天麻为长椭圆形，伪天麻为圆锥形，防风根茎像"蚯蚓头"，海马外形为"马头蛇尾瓦楞身"。应注意掌握各种中药的外形特点，干品可用水泡开后摊平观察。

中药材大小，即长短、粗细、厚薄等均有一定规格，可认真辨别；测定时应以量多的样品为准，如枸杞子有大有小，党参有长有短、粗细不均等。

中药的表面特点主要体现在光滑度、根痕、皮孔、粗糙度，以及鳞片、毛等方面，是识别药材真假的标准之一。如真天麻表面有潜伏芽排列而成的多轮横环纹，伪品马铃薯和紫茉莉根则无。

中药的颜色通常是固定的，色泽变化一般不大。如红花为红色、青黛为深蓝、紫草为紫色、黄连为黄色等。如色泽发生变化，可能是伪劣药材或药材质量发生变

化，不宜选用。

在鉴别皮、木、藤、枝及根茎药材时，可用折断观察断面的方法。如厚朴、秦皮、沉香、苏木等，看其断面有无粉性，响声如何，色泽、质地、纤维度等，据之予以区别。中药横切面应观察断面的木心、皮木比例、有无油性等特点，如甘草断面有菊花心，防己有车轮纹等。

**2. 手摸** 即用手的触觉去感受药材的软硬、坚韧、疏松、黏性或粉性等质地特征，如松泡、粉性、柴性等。常用中药如通草松泡、山药显粉性等，可资识别。

**3. 鼻闻** 即用鼻子闻药材特殊的香气或臭气。有的药材可揉碎再闻，或用开水烫一下再闻，有的需点燃闻香气。药材的特殊气味是中药鉴别的主要依据之一，如沉香、乳香、樟木、山药等均有特殊香气，但又有不同之处。

**4. 口尝** 即通过味觉感受酸、甜、苦、辣、咸等味道，来识别药材真假伪劣。如乌梅、木瓜、山楂以味酸为好，黄连、黄柏等越苦越好，党参、甘草、枸杞子以味甜为好。

**5. 水试** 是利用药材在水中或遇水发生沉淀、溶解、颜色变化及透明度、膨胀性、旋转性、黏性、酸碱性变化等特殊现象进行药材鉴别的一种方法。如红花用水泡后，水变金黄色而花不褪色，苏木投入热水中呈鲜艳的桃红色透明溶液，熊胆仁投入水中，可逐渐溶解并盘旋，并有黄线下垂至杯底而不扩散。

**6. 火试** 有些药材用火烧之后可产生特殊的气味、色泽、烟雾，发出响声等现象，由此识别真假伪劣。如麝香火试时有轻微爆鸣声，起珠状油点，香气浓烈，无臭气，灰为白色；沉香燃后边缘起油泡而香气浓烈。

除上述各项外，药材性状鉴定还可利用药材的某个突出特性进行鉴别，如"磁石召铁"，"琥珀拾芥"，以及牛黄"挂甲"、龙骨"吸舌"等。

### 三、显微鉴定法

显微鉴定法是利用显微技术对中药进行分析鉴定，以确定其真伪、纯度、品质的方法。主要包括组织鉴定和粉末鉴定。

### 四、理化鉴定法

理化鉴定法是利用某些物理的、化学的或仪器分析方法，鉴定中药的真实性、纯度和品质优劣程度的方法。主要分为定性鉴定和定量鉴定两大类。常用鉴定方法

有物理常数测定法、微量升华法、电泳分析法、化学定性分析法、化学定量分析法、分光光度法、色谱鉴定法、质谱鉴定法、磁共振光谱鉴别法等。

### 五、生物鉴定法

生物鉴定法主要是利用中药或其所含化合物对生物体作用强度的大小，以及DNA特异性遗传标记特征和基因表达差异等来鉴别中药的品种和质量的方法，通常分为生物效应鉴定法和基因鉴定法两大类。

# 第二章 中药炮制学基础知识

中药炮制是根据中医药理论，依照辨证施治用药的需要和药物自身性质，以及调剂、制剂的不同要求所采取的一项制药技术，有悠久的历史和丰富的内容，是中医用药特点所在。

中药材必须炮制成饮片后才能入药，这是中医临床用药的一个特点，也是中医药学的一大特点。通过炮制，可调整药性、降低毒性、增强疗效，以满足临床治疗需要。临床医生要提高疗效，根据辨证论治，选择恰当的炮制品十分重要。炮制品的质量直接影响临床疗效，而中药炮制的各个操作步骤均能影响其质量。清代张仲岩在《修事指南》中指出："炮制不明，药性不确，而汤方无准，病症不验也。"这段话强调了临床用药必须注意炮制药性的改变以及炮制品的选择应用，以对症下药，取得疗效。

## 第一节 中药炮制对药性的影响

中药炮制是中医药临床的一个环节。中药材大部分为植物药，地下的根茎部分多黏附泥土，地面上的枝、叶、花、果多附着灰尘或夹有杂质；有些药材还留着非药用部分；整块整枝的植物类药材和质地坚硬的矿物类药材，不利于制剂；有腥臭气味的动物类药材，不便于服用；具有毒性的药材，对机体有损害作用；有副作用和有刺激性的药材，服后对肠胃有影响；有的药材未经处理不能发挥某种作用。

### 一、中药炮制的目的

**1. 降低或消除药物的毒性或副作用**　有些毒性中药炮制后毒性降低，如川乌、半夏、马钱子等；有些毒性药物经炮制除降低毒性外，还可缓和药性，如甘遂、芫花醋炙，巴豆制霜均可缓和泻下作用；有些中药炮制后可消除或减弱副作用，如柏

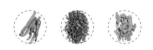

子仁具有宁心安神、润肠通便等作用，生品服后产生滑肠致泻的作用，通过去油制霜即可消除致泻的副作用；瓜蒌仁制霜、马兜铃蜜炙可消除令人呕吐的副作用；厚朴姜炙、黄精蒸制可消除对咽喉的刺激性。

**2. 改变或缓和药物的性能**　生品、制品药性不同，临床应用各异。如蒲黄生用性滑，活血化瘀，炒炭后性涩，止血；生甘草性凉，清热解毒，蜜炙后性温，能补中益气；生地黄性寒，清热凉血，熟地黄性温，滋阴补血。

药性峻烈的药物经炮制可缓和药性。如麻黄生用辛散解表发汗作用较强，蜜制后辛散作用缓和，发汗力减弱，而止咳平喘作用增强；苍术、枳壳麸炒缓和燥性；槐花炒黄、黄连酒炙、大黄酒炙缓和苦寒之性；牛蒡子炒黄缓和寒滑之性等。

**3. 增强药物疗效**　药物所含的活性物质，通过适当炮制处理，可提高其溶出率，并使溶出物便于吸收，从而增强疗效。如种子类中药多有硬壳，不易煎出有效成分，炒后表皮爆破，有效成分易于煎出。有些药物还可借助辅料的作用增强疗效，如蜜炙款冬花、紫菀等，由于蜂蜜的协同作用，可增强其润肺止咳作用；羊脂炙淫羊藿可增强其治疗阳痿的效能；胆汁制南星能增强其镇惊作用。

**4. 改变或增强药物作用的部位和趋向**　炮制可引药入经，改变作用部位及趋向。如大黄酒炙能引药上行；柴胡、香附等经醋制后有助于引药入肝；小茴香、橘核等经盐制后，有助于引药入肾。

**5. 便于调剂和制剂**　植物根及根茎类、藤木类、果实类等经炮制后加工成一定规格的饮片，如切成丝、片、段、块等，便于调剂时分散剂量和配方。矿物类、贝壳类及动物骨甲类药物，必须经过煅、煅淬、砂烫等，使其质地变为酥脆，易于粉碎及煎出有效成分。

**6. 有利于贮藏及保存药效**　①药物经过干燥处理，使药物含水量降低，避免霉烂变质，有利于贮存。②一些昆虫类、动物类药物经过热处理，如蒸、炒等能杀死虫卵，防止孵化，便于贮存，如桑螵蛸等。③植物种子类药物经过蒸、炒、燀等加热处理，能终止种子发芽，便于贮存而不变质，如苏子、莱菔子等。④某些含苷类药物经加热处理可破坏酶的活性，避免有效成分被酶解损失，以利久贮，如黄芩、杏仁等。

**7. 矫味矫臭，利于服用**　动物类药物或其他有特殊臭味的药物，炮制后均能起到矫味矫臭的效果，如酒制乌梢蛇、紫河车、麸炒僵蚕、椿根皮，醋制乳香、没药，长流水漂洗人中白等。

**8. 提高药物净度，确保用药质量**　这是药物炮制的共同目的。如种子类药物要

去沙土、杂质，根类药物要去芦头，皮类药物要去粗皮等。

## 二、中药炮制对药性的影响

炮制所产生的作用，主要是对中药性味功能的影响。

**1. 对四气五味的影响** 一是通过"反制"纠正药物过偏之性，以缓和药性。如栀子姜汁制后，能降低苦寒之性，以免伤中。二是通过"从制"，使药物的性味增强，增强疗效。如胆汁制黄连，增强黄连苦寒之性，所谓寒者益寒；酒制仙茅，增强仙茅温肾壮阳作用，所谓热者益热。三是通过炮制，改变药性，扩大药物的用途。如天南星辛温，善于燥湿化痰，祛风止痉；加胆汁制成胆南星，则性味转为苦凉，具有清热化痰、息风定惊的功效。

**2. 对升降浮沉的影响** 药物经炮制后，可改变其作用趋向。在炮制过程中，由于辅料性味的作用，导致药物改变或增强原来的趋向。如酒制引药上行，盐炙引药下行入肾经。再如黄柏原系下焦药，经过甘辛大热具有升提作用的酒炒制，便产生了清降头部虚火的作用；黄芩能走上焦，用酒炒制，增强了上行清热的作用；川楝子能走下焦，用盐炒制，增强了下行治疝的作用。

**3. 对药物归经的影响** 中药炮制很多都是以归经理论作指导的，特别是用某些辅料炮制药物，如醋制入肝经、蜜制入脾经、盐制入肾经等。某些药物用归经相同的辅料进行炮制，可以增强药物对一定脏腑经络的疗效。如甘草蜜炙，可以增强补脾作用；补骨脂盐水炒，可增强补肾作用；莪术醋煮，可以增强入肝经消积的作用。

**4. 对毒性的影响** 去毒常用的炮制方法有净制、水泡漂、水飞、加热、加辅料处理、去油制霜等。如蕲蛇去头，朱砂、雄黄水飞，川乌、草乌蒸或煮制，甘遂、芫花醋制，巴豆制霜等，均可去毒。

## 第二节 常用炮制辅料

炮制辅料是指具有辅助作用的附加物料，它对主药起到增强疗效或降低毒性，或影响主药理化性质等作用。常用的辅料分为两大类：固体辅料和液体辅料。

### 一、固体辅料

在加辅料炒中，河砂、滑石粉均有中间传热体作用，土、蛤粉既有中间传热体作用，又可协同增效。中间传热体主要是利用辅料的温度使药物受热均匀，质地酥脆，易于粉碎，利于有效成分煎出。协同增效主要是利用辅料的药性影响药物的作用，如苍术、枳壳麸炒可协同增强健脾燥湿作用。

**1. 稻米**　稻米性味甘、平，能补中益气，健脾和胃，除烦止渴，止泻痢。米炒党参可增强健脾止泻作用；斑蝥、红娘子米炒可降低毒性、矫嗅矫味。

**2. 麦麸**　麦麸性味甘、淡，能和中益脾。与药物共制能缓和药物的燥性，增强疗效。麦麸还能吸附油质，可用来麸炒或麸煨。

**3. 白矾**　白矾性味酸、寒，能解毒，祛痰杀虫，收敛燥湿，防腐。与药物共制，可防止腐烂，降低毒性，增强疗效，如白矾制半夏、天南星等。

**4. 豆腐**　豆腐具有较强的沉淀与吸附作用，与药物共制后可降低其毒性，去除污物，如豆腐煮藤黄、硫黄降低毒性，豆腐煮珍珠洁净药物。

**5. 土**　中药炮制常用的是灶心土、黄土、红土、赤石脂等。灶心土性味辛温。能温中和胃，止血，涩肠止泻等。土炒白术、山药、白芍、当归等均可协同增强补脾止泻作用。

**6. 蛤粉**　为帘蛤科动物文蛤、青蛤等的贝壳，经煅制粉碎后的灰白色粉末，主要成分为氧化钙。

蛤粉性味咸寒，能清热，利湿化痰，软坚。与药物共制可除去药物的腥味，增强疗效，主要用于烫制阿胶。

**7. 河砂**　中药炮制用河砂作中间传热体拌炒药物，主要取其温度高、传热快、受热均匀，可使坚硬的药物经砂炒后质地松脆，以便粉碎和利于煎出有效成分，提高疗效。

**8. 滑石粉**　为单斜晶系鳞片状或斜方柱状的硅酸盐类矿物滑石经精选净化、粉碎、干燥而制得的细粉。本品为白色或类白色、微细、无砂性的粉末，手摸有滑腻感。

**9. 明矾**　为三方晶系明矾石的加工提炼品，无色透明，外面被白粉，能溶于水，性味酸寒，能收敛燥湿。生明矾具解毒防腐作用，常用以煮制或浸制毒性药物，如制半夏。

**10. 朱砂**　主要成分是硫化汞，具有镇惊、安神、解毒等功效，常用朱砂拌制

的药材有麦冬、茯苓、茯神、远志等。

## 二、液体辅料

该类辅料须渗入药物组织内部，多以其自身的性质对药物药性产生影响。

**1. 酒**　有黄酒、白酒之分。酒性大热，味甘、辛，能活血通络，祛风散寒，行药势，矫味矫臭。所含主要成分乙醇是良好的溶酶，药物经酒制后，有助于有效成分的溶出，而增强疗效。炙药多用黄酒，浸药多用白酒。

**2. 醋**　古时称酢、醯、苦酒，常用米醋。醋性温味酸、苦。具有引药入肝、理气、止血、行水、消肿、解毒、散瘀止痛、矫味矫臭作用。同时醋具酸性，能使药物中所含有的游离生物碱等成分结合成盐，增强溶解度而易煎出有效成分，提高疗效，如醋制延胡索等。

**3. 蜂蜜**　蜂蜜生则性凉，熟则性温，故能补中。中药炮制常用的是炼蜜，能和药物起协同作用，增强药物疗效，或具解毒、缓和药性、矫味矫臭等作用。

**4. 食盐水**　为食盐的结晶体，加适量水溶化，经过滤而得的澄明液体，主含氯化钠，尚含少量氯化镁、硫酸镁、硫酸钙等。食盐性味咸寒，能强筋骨，软坚散结，清热凉血，解毒，防腐，并能矫味。

**5. 生姜汁**　取姜科植物鲜姜的根茎，经捣碎后取汁；或用干姜，加适量水共煎去渣而得的黄白色液体。姜汁有香气，其主要成分为挥发油、姜辣素，另还有多种氨基酸、淀粉及树脂状物。

生姜性味辛、温，升腾发散而走表，能发表散寒，温中止呕，开痰，解毒。常用姜汁制的药物有竹茹、草果、半夏、黄连、厚朴等。

**6. 甘草汁**　取甘草饮片水煎去渣而得的黄棕色至深棕色液体。甘草性味甘、平，具补脾益气，清热解毒，祛痰止咳，缓急止痛的作用。药物经甘草汁制后能缓和药性，降低毒性。如甘草汁煮远志、吴茱萸。

**7. 黑豆汁**　黑豆性味甘、平，能活血利水，祛风，解毒，滋补肝肾。药物经黑豆汁制后能增强疗效，降低毒性或副作用，如何首乌等。

**8. 米泔水**　又称"米二泔"。能益气除烦，止渴，解毒。对油脂有吸附作用。常用来浸泡含油质较多的药物，如米泔水漂苍术、白术等，可除去部分油质，降低药物辛燥之性，增强补脾和中的作用。

## 第三节 炮制的方法

中药炮制的方法不断发展，现将其作分类介绍。

### 一、修制

修制的范围很广，它包括对药物进行整理、清洁、切削等过程。绝大部分中药都是来源于动物、植物、矿物。这些原生药材，有的采来即可应用，但大部分还要进行选取、切削等简单的加工，以选取药物的有用部分，削除非药用部分，清除灰土杂质，使药物纯净。修制的目的有二：①有些药物经修制后便可直接配方；②为进一步炮制做好准备。

修制的主要方法有：筛、簸、拣、刷、刮、去壳、去核、去心、去头足、剪切、压碾。

### 二、切制

切制在中药炮制中应用最为广泛，一般的中药都需用刀切成片、段、丝、块，使药物达到配方的要求。这些方法大多在修制和水制后进行。切制方法除切片以外，还有劈片、捣碎、碾粉、锉末、研乳等几种。

中药的切制操作是依据药物的性质来决定的，因为药物的质地有软有硬，操作处理也就不同。一般要经过如下步骤，即整理、洗、浸泡、润、干燥。这几个步骤中以"润"较为重要，润得太软或太硬都不能切好，因此切药是"七分润工"，"三分切工"。另外，操作时还应注意，如切猪苓时，若不拣去石子就要损坏刀片；黄芪切片后不宜晒干，要用木炭火烘干，则可保持色、香、味，晒干即会变色、失香与差味。

### 三、水制

用水或液体辅料处理药材的方法称为水制法。目的是使药材达到清洁、吸水变软，便于切制和制粉，除去杂质及非药用部分，以及改变性能等要求。常用的水制法有淘、洗、浸、润、漂、水飞等几种。

**1.淘** 是将体积细小的种子类药材放在数倍于药的清水中淘去泥土、砂粒的

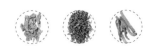

方法。

**2. 洗**　是将药材放在数倍于药的清水中或液体辅料中翻动擦洗。质地轻松或富含纤维的药材，要求动作迅速，进行抢洗。质地稍硬或表面黏附泥沙杂质的药材，洗时可用一般速度，或进行充分洗涤。

**3. 浸**　是将药材放在宽水中或液体辅料中，浸泡至一定程度取出。含有大量淀粉及质地坚硬的药材，洗净后，放在清水中浸泡至软取出。动物的甲、骨放在清水中浸泡至皮、甲、肉、骨分离时取出。药材经过浸泡，使水分或液体辅料渗透到药材内部，达到吸水变软便于切制、除去非药用部分、改变药物性能等目的。

**4. 润**　是将经过清水或液体辅料处理的药材置于容器内，使其表面所吸附的水分向内渗透，达到全部湿润变软的方法。

**5. 漂**　是将药材放在宽水中或液体辅料中漂去药材的某些内含物质。漂的目的是利用水的溶出作用，除去药物的杂质以及部分挥发性、毒性物质，使药物纯净，药性缓和，毒性减低。

**6. 水飞**　是利用水的悬浮作用和粗细粉末在水中的悬浮性不同，分离出细粉的方法。操作方法按下述几道工序进行：①粉碎：将不溶于水的矿物或动物药材用碾槽或粉碎机粉碎。②过筛：用 100 目筛或 120 目筛过筛。③加水研磨：置乳钵内，加适量清水研磨，停研时如有膜状沫浮于液面，须用皮纸掠去，研至钵底无粗糙响声，手捻或舌舔无碴时取出。④悬浮分离：置缸内，加多量清水搅拌，搅匀后静置片刻，则细粉悬浮于水的上、中部，粗粉下沉于底部，即时倾出上浮的混悬液；下沉的粗粉再行研磨、分离，反复操作；最后将不能悬浮的粗粉弃去。⑤干燥：将所得混悬液合并，静置沉淀，用橡皮管或皮纸条、灯心吸去水分，置垫有皮纸的筛器内滤水，再置日光下盖纸晒干，乳细即得。有些药物可以不经悬浮分离这道工序。水飞的目的是制出极细粉，除去水溶性杂质，避免研磨时的飞扬损耗，如朱砂、雄黄、玛瑙、滑石、炉甘石等。

## 四、火制

将药物直接或间接用火加热，加入不同辅料或不加辅料进行不同处理的方法称为火制法。火制法的目的是适应医疗的要求及制剂的需要以除去药物的毒性，改变药物的性能，增强疗效，缓和药物的烈性。以下着重介绍炒、煨、煅等火制法。

（一）炒

药物经过修制或加工切制、干燥后的饮片置锅内用火加热，不断翻动至一定程度，称为炒。在操作时，加热的程度也有所不同，故炒药时应着重掌握火候。火候即药物在加热中变化的程度，在炒制时，应根据药物的性质，饮片的厚薄、坚实、软硬，掌握一定的火候、火力，才能做到"制药贵在适中"的程度。炒制可使药物干燥、易于粉碎、便于制剂，或减低毒性，增强疗效，或改变性能，并能起到矫臭矫味的作用。炒法可分为清炒、固体辅料炒、液体辅料炒（炙法）等不同的制法。

**1. 清炒**　即药物不加辅料，置锅内以不同的火力加热并勤加翻动，使药物均匀受热至所需程度。根据炒的时间和温度，清炒又可分为：微炒、炒黄、炒爆、炒焦、炒炭等。

（1）微炒　用微火将药物炒至干燥，但药物无显著变化，以达到矫臭矫味的目的。同时可防止高温破坏消化酶，如微炒麦芽、谷芽、葶苈子、夜明砂。

（2）炒黄、炒爆　用小火加热，将药物炒至外表颜色微黄，或比原药颜色加深，并透出固有气味，或炒至药物有爆炸声，表皮炸裂。药物经炒后可达到矫臭矫味，增强健脾和胃的功能，易于煎出有效成分的目的。如牛蒡子、枣仁、苍耳子、蔓荆子、莱菔子、紫苏子、白芥子、草决明等。

（3）炒焦　加热程度比炒黄要高，炒至外表焦黄色或焦褐色，内部淡黄，并有焦香气味。本法多用于炮制健胃助消化及刺激性药物，如杏仁、山楂、栀子、苍术、乳香、没药、路路通、刺猬皮等。

（4）炒炭　药物炒至外表焦黑，里面焦黄，炒后部分炭化，但仍存有原来的气味，其温度比炒焦要高，时间要长。炒时因火力较强，药料易燃，如有火星，喷洒适量的清水灭息火星，取出置铁盘或瓷盘内，摊冷后收藏。有的药物在炒炭中产生刺激性浓烟，应迅速翻动，使其消散。有的药物质地轻松易于炭化，应以小火炒至微黑色为宜。所谓炭药，并非纯炭，应该"存性"。药物经炒炭后，大部分成分被破坏。有的药物通过高温处理后，发生了理化性质的改变，生成炭素或增加新的物质，增强收敛止血的作用，如地榆、干姜、侧柏叶、槐花、蒲黄、干漆、茜草、艾叶、藕节、莲房等。

**2. 固体辅料炒**　根据药物各自的特性和治疗需要，用各种不同的固体辅料同炒，称为固体辅料炒。常用的固体辅料炒有麸炒、砂炒、米炒、滑石粉炒、蛤粉

炒、土炒等几种。

（1）麸炒　将净制或切制后的药物用麦麸熏炒的方法，称为麸炒法。适用于山药、白术、枳壳、苍术等中药。主要目的有：①增强补脾作用，如山药、白术等。②缓和药性，如枳实具强烈的破气作用，苍术药性燥烈，经麸炒后药性缓和，不致耗气伤阴，枳壳麸炒后缓和燥性和酸性，增强健胃消胀作用。③矫嗅矫味，如僵蚕。

操作方法：先用中火或武火将锅烧热，再将麦麸均匀撒入热锅中，至起烟时投入药物，不断翻动并适当控制火力，炒至药物表面呈黄色或深黄色时取出，筛去麦麸，放凉。一般用量为每 100kg 药物用麦麸 10 ～ 15kg。

（2）砂炒　将净制或切制的药物与热砂共同拌炒的方法，称为砂炒（或烫）。主要目的为：①增强疗效，便于调剂制剂，如狗脊、穿山甲等；②降低毒性，如马钱子等；③便于洁净，如骨碎补、马钱子去毛茸；④矫臭矫味，如鸡内金等。

操作方法：取制过的砂置于锅内，用武火加热至滑利、容易翻动时，投入药物，不断用砂掩埋、翻动，至质地酥脆或鼓起，外表呈黄色或较原色加深时取出，筛出砂，放凉，或趁热投入醋中略浸，取出，干燥即得。砂的用量以能掩盖所加药物为度。

（3）米炒　将药物用大米作辅料进行加热的方法，称为米炒。目的：①增强药物的健脾止泻作用，如党参；②降低药物的毒性，矫正不良气味，如红娘子、斑蝥。

操作方法：先将锅烧热，撒上浸湿的大米，使其平贴锅上，加热至大米冒烟时投入药料，轻轻翻动，炒至大米呈焦黄色取出，去米，放凉。

（4）滑石粉炒　将净制或切制后的药物与热滑石粉共同拌炒的方法，称为滑石粉炒（或烫）。滑石粉质地细腻，炒制时与药物接触面积大，能使其受热均匀，适用于炒韧性较大的动物类药物。药物经滑石粉炒可使其质地酥脆，便于粉碎和煎煮，还能矫嗅矫味，如象皮、黄狗肾、水蛭等。刺猬皮、水蛭炒后还有降低毒性的作用。

操作方法：将滑石粉置热锅内，用中火加热至灵活状态时投入药物，不断翻动，至药物质酥或鼓起或颜色加深时取出，筛去滑石粉，放凉。每 100kg 药物用滑石粉 40 ～ 50kg。

（5）蛤粉炒　用蛤粉作中间体对药物进行加热的炒法，称蛤粉炒。主要目的为：①使药物质地酥脆，便于制剂和调剂；②降低药物的滋腻之性，矫正不良气

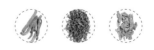

味；③增强某些药物的清热化痰作用。

操作方法：将研细过筛后的蛤粉置热锅内，中火加热至蛤粉滑利易翻动时，投入经加工处理后的药物，不断翻炒至膨胀鼓起，内部疏松时取出，筛去蛤粉，放凉。每100kg药物用蛤粉30～50kg。

（6）土炒　将净制或切制后的药物与灶心土拌炒的方法称为土炒。药物经土炒均可增强其补脾止泻的功能。

操作方法：将碾细过筛后的灶心土粉置锅内，用中火加热，至土呈灵活状态时投入净药物，翻炒至药物表面挂土色并透出香气时取出，筛去土，放凉。每100kg药物用灶心土25～30kg。

**3.液体辅料炒（炙法）**　药物加液体辅料拌炒，称为液体辅料炒。药物炒后能起到解毒、矫味、矫臭，及增强疗效，缓和药性，便于制剂和有效成分易于溶出等作用。液体辅料炒与固体辅料炒在意义上和操作上相似，但液体辅料能渗透入药物内部而产生相应作用。由于所加的辅料不同，可分为蜜炙、盐水炒、醋炒、酒炒及姜汁炒等。

（1）蜜炙　药物用蜂蜜拌炒，称为蜜炙。蜂蜜性味甘平，能补脾润肺，解毒矫味，多用于炙补脾润肺止咳的药物。蜜炙后能缓和药物的偏性，并与药物起协同作用，增强疗效，以达到治疗目的。

（2）盐水炒　药物加盐水拌炒的方法，称为盐水炒。盐性味咸寒，有下行走肾的作用，多用于炮制补肾、固精、治疝、利尿、泻肾火的药物。盐水炒后与药物起到协同作用，能增强疗效。炮制目的：①引药下行，增强疗效，如杜肿、巴戟天、韭菜子炮制后具有强补肝肾作用，小茴香、橘核、荔枝核炮制后增强理气疗疝的作用，益智仁炮制后能增强缩小便和固精作用；②增强滋阴降火作用，如知母、黄柏等。

（3）酒炒　药物加酒料炒，称为酒炒。酒，甘、辛、大热，穿透力强，有活血通络、引药上行及降低药物寒性的作用。一般来说，生物碱、挥发油等物质都易溶于酒中。炮制目的：①改变药性，引药上行，如大黄、黄连、黄柏等；②增强活血通络作用，如当归、川芎、桑枝等；③矫臭去腥，如乌梢蛇、蕲蛇、紫河车等。

（4）醋炒　药物加醋拌炒，称为醋炒。醋制目的：①引药入肝，增强活血止痛作用，如乳香、没药、三棱、莪术、柴胡、香附、青皮、延胡索等；②降低毒性，缓和泻下作用，如大戟、甘遂、芫花、商陆等；③矫臭矫味，如五灵脂、乳香、没药等。

（5）姜汁炒　药物加生姜汁拌炒，称为姜汁炒。生姜辛温，能散寒止呕。炮制目的：①制其寒性，增强和胃止呕作用，如黄连姜炙可制其过于苦寒之性，免伤脾阳，并增强止呕作用，而姜炙竹茹则可增强止呕功效；②缓和对咽喉的刺激性，增强宽中和胃功效，如厚朴姜炙。此外，半夏、南星、白附子常用生姜、白矾复制以降低毒性，增强化痰作用。

（6）油炙　将净选或切制后的药物，与一定量的食用油脂共同加热处理的方法称为油炙法。常用辅料包括植物油和动物脂两类。油炙目的：①增强疗效，如淫羊藿；②便于粉碎，便于制剂和服用，如豹骨、三七、蛤蚧等。

酒炙、醋炙、盐炙、蜜炙的操作方法均有两种，即先拌辅料后炒药和先炒药后加辅料。第一种方法适用于一般性的药材，需通过先加辅料拌匀闷润的过程使液体辅料被药物吸尽，然后置锅内炒至所需程度。第二种方法适用于特殊的药物，需特别记忆。先炒药后加酒法仅用于质地疏松且加酒后易发黏的药物，如五灵脂。先炒药后加醋法多用于树脂类、动物粪便类药物，如五灵脂、乳香、没药。先炒药后加盐水法用于含黏液质较多的药物，如车前子、知母等。先炒药后加蜜法用于药物质地致密者，如百合。

姜炙法的操作方法也有两种，一种是将药物与一定量的姜汁拌匀，放置闷润，使姜汁逐渐渗入药物内部，然后置炒制容器内，用文火炒至一定程度，取出晾凉。另一种是将药物与姜汁拌匀，待姜汁被吸尽后，进行干燥。

油炙的操作方法通常有油炒（如淫羊藿）、油炸（如豹骨、三七）和油脂涂酥烘烤（如蛤蚧）。

（二）煨

将药物用湿面或湿纸包裹，置于加热的滑石粉中，或将药物直接置于加热的麦麸中，或将药物铺摊在吸油纸上，层层隔纸加热，以除去部分油脂，这些炮制方法统称为煨。煨法的目的在于除去部分挥发性及刺激性物质，以缓和药性，降低副作用。

（三）煅

药物直接或间接用高温加热，使其在结构上或成分上有所改变的方法，称为煅。煅的温度一般在 300～700℃，煅的目的是使药物减少刺激性，改变药物的性能，增强疗效或缓和药性。经煅后，质地酥松易碎，易于煎出有效成分，使药物发

挥应有作用。有些药物经煅后失去结晶水或生成炭素。根据药物性质，煅可分明煅、盖煅、煅淬、暗煅（闷煅）。

**1. 明煅** 药物放在铁锅或罐内煅烧的方法，称为明煅。本法适用于加热能溶化的矿物药，其目的主要是失去结晶水减少刺激性，增强疗效或产生新的作用。操作方法：将药物置锅内或罐内加热，使其溶化，至水分完全逸出，无气体放出，药物全部呈酥松或干燥的状态，取出摊冷。如明矾、胆矾、硼砂。

**2. 盖煅** 将药物放在炉火中，上面加盖煅烧的方法称为盖煅（或炉口煅）。此法适宜煅制质地坚硬的矿石、化石及贝壳类药物。煅的目的主要是使药物酥松易碎，便于制剂，易于有效成分煎出。操作方法：将药物置炉火中，或将药物打成小块，置瓦罐内放于炉火中（药物周围应有较大火力），上盖铁皮，强火煅烧，至矿物药红透，贝壳类呈灰白色，取出摊冷，或趁热喷洒不同液体辅料，冷后收藏。如牡蛎、石决明、石膏、寒水石、礞石、龙骨、海浮石、瓦楞子等。

**3. 煅淬** 将煅透的药物趁热倾入冷的液体辅料中，使其吸收，称为淬。淬适用于经过高温仍不能酥松的矿物药。淬在煅后进行，以弥补煅法的不足。煅与淬结合称为煅淬法。煅淬是使坚硬的药物经过高热和骤冷，疏松崩解，易于粉碎，以便煎出有效成分，并利用不同的液体辅料缓和药性，且与药物起到协同作用，以增强疗效。液体辅料多用醋、酒、药汁、水等。一般用量多为药物的30%～50%。操作方法：将煅至红透的药物趁热倾入冷的液体辅料中浸淬，稍冷后取出。有煅淬一次的，也有煅淬多次的，以药物疏松为度。如代赭石、磁石、阳起石、自然铜、禹余粮、花蕊石、紫石英、白石英、炉甘石、皂矾。

**4. 暗煅** 是将药物在高温缺氧条件下煅烧成炭的方法，又称闷煅法，亦称扣锅煅法。煅制目的：①改变药物性能，产生新的疗效，增强止血作用，如血余炭、棕榈炭等；②有些有毒药物经煅炭后可降低毒性，如干漆、蜂房等；③有些药物经煅炭后可增强收涩、敛疮等作用，如灯心草、蜂房等。煅烧时应随时用湿盐泥堵封两锅相接处，防止空气进入，使药物灰化；煅后应放置完全冷却后开锅，以免药物遇空气而燃烧灰化；煅锅内药料不宜装满，以免煅制不透；判断药物是否煅透，可用观察扣在锅底部的米或纸变为深黄色或滴水即沸的方法。

### 五、水火共制法

既用水，又用火，或加入辅料共同处理药物的方法，称水火共制法。常用的方法有蒸、煮等。其目的是改变药物的性能、增强疗效、消除或降低药物的毒性及副

作用、纯净药物、便于切制。

**1.蒸制** 是利用水蒸气对药物进行加热的方法。根据药物的特点和治疗的需要，分清蒸、辅料蒸两种。加辅料蒸制时间较长，主要在于改变药物性味、产生新功能、扩大临床适用范围，如酒蒸地黄、大黄，黑豆汁蒸何首乌；亦可增强疗效，如酒蒸肉苁蓉、黄精、山茱萸、女贞子、五味子，醋蒸五味子。蒸制时间较短，其目的是软化药材，便于切制或使药物便于保存，如清蒸木瓜、天麻、桑螵蛸、黄芩、人参。

（1）清蒸 药物经过清洁处理后，用蒸汽进行加热，不加任何辅料的制法，称清蒸。清蒸的目的主要是改变药物的性能，使坚硬的药物变软，便于切制，如地黄、黄精等。

（2）辅料蒸 将药物拌入液体辅料，用蒸汽进行加热的方法，称辅料蒸。辅料蒸的目的主要是缓和药性，或增强疗效，如大黄、豨莶草、五味子、枣皮、乌梅。

**2.煮** 是将净选过的药物加辅料或不加辅料放入锅内（固体辅料需先捣碎或切制），加适量清水同煮的方法。无论是清水煮（如川乌、草乌）、药汁煮（如附子、吴茱萸、远志），还是用固体辅料豆腐煮（如藤黄、硫黄），主要目的都是降低毒性或副作用，煮法还有清洁药物的作用，如珍珠。

**3.焯** 是将药物置沸水中短时间浸煮，取出，分离种皮的方法。焯法的主要目的有两个：一是在保存有效成分的前提下，除去非药用部分，如苦杏仁；二是分离不同药用部位，如白扁豆。

## 六、其他制法

既有用水处理，又有进行加热或多种制法配合进行的一种炮制方法，属于其他方法。目的是减低或消除药物毒性，缓和药性，增强疗效，保存固有性能或产生新的作用，和便于贮藏与服用。其他制法包括复制、发酵、发芽、制霜取汁等几种。

**1.复制** 是将净选后的药物加入一种或数种辅料，按规定操作程序，反复炮制的方法。复制的目的主要为：①降低或消除药物毒性，如半夏；②改变药性，如天南星；③增强疗效，如白附子等；④矫臭矫味，如紫河车等。复制法没有统一的方法，具体方法和辅料的选择可视药物而定。按工艺程序，或漂、泡、浸，或蒸、煮，或数法共用，反复炮制达到规定的质量要求。

**2.发酵** 是在一定的温度和湿度下，利用霉菌使药物发泡、生霉的方法。发酵的目的为改变药物原有性能，产生新的作用，以适应临床治疗需要。发酵的方法是：将含有一定量水分或进行过一定程度加热的药物，铺在容器内用稻草或鲜药草

或麻袋盖在上面，或垫在下面，放在温度、湿度适宜的环境进行。由于微生物的繁殖，使药物表面呈现黄白色的霉衣，内部发生斑点，气味芳香，且无霉气，再进行干燥。温度和湿度对发酵的影响极大。温度过低，或湿度过小（即过分干燥），则不能进行发酵，或发酵进行得很慢。而温度过高，湿度过大，不适应霉菌生长，发酵亦难以进行。一般以温度 30 ～ 37℃，相对湿度 70% ～ 80% 为宜。制作时间以 5、6 月份为佳，如淡豆豉、胆南星。

**3. 发芽**　是指豆、谷、麦类种子经浸、淋水，保持一定湿度和温度，使其萌生幼芽的方法。发芽的目的，主要是改变药物原有性能，产生新的作用，以适应治疗需要。发芽的方法：取豆、谷、麦类种子，拣去杂质，洗净，夏天浸 2 ～ 3 小时，冬春浸 4 ～ 6 小时。在洗的过程中，将浮于水面的虫蛀空壳捞去，放在能滤水的箩器中，内垫席，或用蒲包装好，上盖稻草或蒲包，保持一定的湿度和温度。每日淋水 3 ～ 5 次，至种子生出幼芽，约 2 ～ 3 分长时取出，晒或烘干。如麦芽、谷芽、大豆卷。

**4. 制霜**　是指药物通过除去油分，或析出结晶物等方法，制成结晶或粉末，形似寒霜。制霜的目的是除去部分油分、降低毒性及副作用，增强疗效，以适应治疗需要。制霜的方法，主要有去油制霜、渗析制霜和升华制霜三种。

（1）去油制霜　是将药物经过适当加热去油制成松散粉末的方法。将某些含有油分的药物通过修制，碾成粉末或捣成泥状，加热后，用草纸包裹 2 ～ 3 层，再用纱布包好，压榨去油，每日复碾、换纸、压榨一次。如上法反复多次，至纸上基本无油为止。如巴豆、柏子仁等。

（2）渗析制霜　将某些盐类药物撒在连皮的瓜瓤上，装入土坛内，加盖封固，置阴凉通风处，使析出结晶凝在土坛外，用毛刷扫下，至坛外无结晶物为止，如巴豆霜、西瓜霜等。此外，某些副产品亦称霜。如制鹿角胶时，余留的鹿角残渣称鹿角霜。

（3）升华制霜　是将药物经过高温加工处理，升华成结晶或细粉的方法，目的是纯净药物。如砒霜的制备：净信石置煅锅内，上置一小口径锅，两锅结合处用盐泥封固，上压重物，盖锅底上贴一白纸或放几粒大米，用文武火加热煅至白纸或大米成老黄色，离火待凉后，收集盖锅上的结晶。

**5. 取汁**　是将鲜药捣碎后压榨或火烤，使其所含的液体大量排出的方法。某些疾病，特别是热性病后期阴液大伤，或风痰阻塞经络窍道的病证，多以甘凉多汁的药物为宜，如水果、鲜竹之类，本身饱含液体，但渣滓多，煎服不仅冲淡其甘凉滋阴及滑痰利窍的作用，降低其固有疗效，尤其不易使患者接受，故采用取汁的方法，以适应治疗的需要。

中　篇　常用中药的鉴定与临床应用

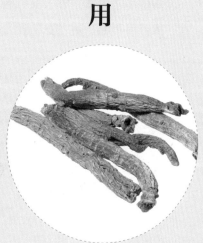

# 第三章　根及根茎类中药

# 大　黄

【处方用名】大黄、生大黄、川军、酒军、酒大黄、熟军、熟大黄、大黄炭、醋大黄。

【来源】为蓼科植物掌叶大黄 *Rheum palmatum* L.、唐古特大黄 *Rheum tanguti-cum* Maxim.ex Balf.、药用大黄 *Rheum officinale* Baill. 的干燥根及根茎。刮去粗皮（忌用铁器），切瓣或煅干燥。

【功效】泻下攻积，清热泻火，凉血解毒，逐瘀通经，利湿退黄。

【鉴别要点】

望特征：药材呈类圆柱形、圆锥形或不规则块片状。表面黄棕色至红棕色，有的可见类白色网状纹理。质坚实，有的中心稍松软，断面淡红棕色或黄棕色，颗粒性。根茎髓部宽广，有星点（异型维管束）环列或散在；根形成层环明显，木质部发达，具放射状纹理，无星点。（图 3-1～图 3-4）

闻其气：气清香。

尝其味：味苦微涩，嚼之黏牙，有砂粒感，唾液染成黄色。

辨佳品：一般以外表黄棕色、体重、质坚实、锦纹及星点明显、有油性、气清香、味苦而不涩、嚼之发黏者为佳。

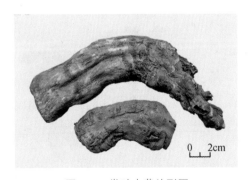

图 3-1　掌叶大黄外形图

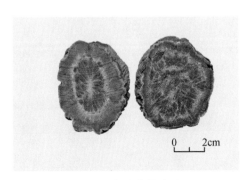

图 3-2　掌叶大黄饮片

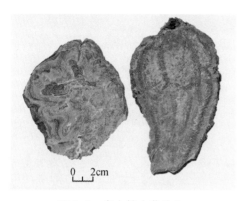

图 3-3　唐古特大黄饮片

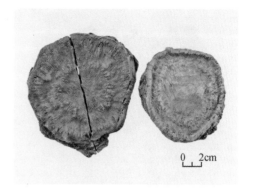

图 3-4　药用大黄饮片

【炮制规格及临床应用】

**1. 生大黄（又名生军）**　切厚片或小方块。表面黄棕色，有锦纹，质轻。生大黄苦寒，沉降，走而不守，直达下焦，泻下作用峻烈，攻积导滞，泻火解毒力强。外治烧烫伤。

**2. 酒大黄（又名熟军、制军）**　大黄片或块酒炙。酒大黄表面深棕色，偶有焦斑，折断面呈浅棕色（图 3-5），质坚实，略有酒香气。酒炙后，其泻下作用稍缓，并借酒升提之性，引药上行，善清上焦血分热毒，用于目赤咽肿、齿龈肿痛。

**3. 熟大黄**　大黄片或块蒸制。表面黑褐色（图 3-6），质坚实，有特异芳香气，味微苦。泻下作用缓和，减轻腹痛之副作用，泻火解毒，用于火毒疮疡。

**4. 大黄炭**　大黄片或块炒炭。炒制后表面焦黑色，断面焦褐色（图 3-7），质轻而脆，有焦香气，味微苦。大黄炭泻下作用极微，凉血化瘀止血，用于血热有瘀出血症。

**5. 醋大黄**　大黄片或块醋炙。醋大黄表面深棕色，断面浅棕色（图 3-8），略有醋香气。泻下作用稍缓，以消积化瘀为主。

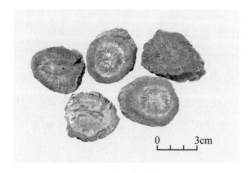

图 3-5　酒大黄饮片

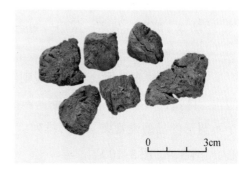

图 3-6　熟大黄饮片

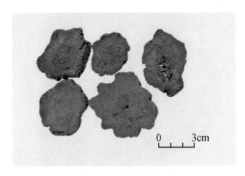

图 3-7　大黄炭饮片

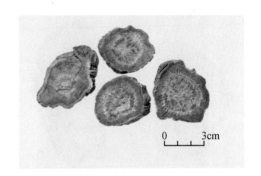

图 3-8　醋大黄饮片

【附注】

1. 掌叶大黄、唐古特大黄主要产在西北青海一带，称为"西大黄""北大黄"，一般认为泻下作用较强，质量较好；药用大黄主产四川，称为"川大黄"或"南大黄"。其同属植物藏边大黄 *R.emodi* Wall.、河套大黄 *R.hotaoense* C.Y. Cheng et C. T.Kao、华北大黄 *R. fnanzenbachii* Munt、天山大黄 *R.wittrochiii* Lundstr. 等的根和根茎，在部分地区或民间称"山大黄"或"土大黄"，是大黄的易混品种，无泻下作用。

2. 大黄出自《神农本草经》，别名川军、将军、锦纹大黄。性味苦寒，入胃、大肠、肝经。我国历代医家对大黄都很重视，明代张景岳将它与人参、熟地黄、附子一起，称作药苑的"四大金刚""中药四维"，推为"药中张飞"。南北朝时医家陶弘景说："大黄，其色也。将军之号，当取其骏快也。"形象地说明了大黄在防治疾病中推陈荡涤的药理作用，充分说明大黄药性的竣猛。

# 何首乌

【处方用名】何首乌、首乌、生何首乌、制何首乌。

【来源】为蓼科植物何首乌 *Polygonum multiflorum* Thunb. 的干燥块根。

【功效】解毒，消痈，截疟，润肠通便。

【鉴别要点】

望特征：块根呈团块状或不规则纺锤形。表面红棕色或红褐色，皱缩不平，有浅沟。体重，质坚实，不易折断。断面浅黄棕色或浅红棕色，粉性，皮部有 4 ~ 11 个类圆形的异型维管束，环形排列，形成"云锦花纹"，中央木部较大，有的呈木心。（图 3-9、图 3-10）

尝其味：味微苦而甘涩。

辨佳品：以体重、质坚实、粉性足者为佳。

【炮制规格及临床应用】

**1.何首乌** 原药材润透，切厚片或块。表面淡红棕色，具云锦花纹，显粉性。生品具解毒、消肿、润肠通便的功能。

**2.制何首乌** 生何首乌片或块，用黑豆汁蒸或炖而成。为黑褐色厚片或块（图3-11），微粗糙，凹凸不平，有光泽。经黑豆汁拌蒸后，增强了补益精血、固肾乌须的作用。

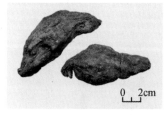
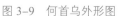

图 3-9 何首乌外形图

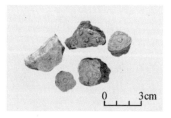

图 3-10 何首乌饮片

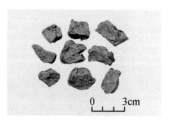

图 3-11 制何首乌饮片

【附注】

1. 药理实验表明，生何首乌具有泻下作用，经蒸制后，其泻下作用随时间延长而逐渐减弱，蒸至50小时后泻下作用消失。制何首乌具有免疫增强作用和肝糖原积累作用，而生何首乌无此作用。生、制何首乌均有降血脂作用。

2. 毒性试验表明，制何首乌的毒性小于生何首乌，蒸20小时后的制品几乎无毒性。

3. 何首乌经黑豆拌蒸32小时的制品色泽乌黑发亮，外观质量最好。

4.《大明本草》曰："其药本草无名，因何首乌（人名）见藤夜交，便即采食有功，因以采人为名尔。"

# 牛　膝

【处方用名】牛膝、怀牛膝、酒牛膝、盐牛膝。

【来源】为苋科植物牛膝 *Achyranthes bidentata* Bl. 的干燥根。

【功效】逐瘀通经，补肝肾，强筋骨，利尿通淋，引血下行。

【鉴别要点】

望特征：根长圆柱形，直径 0.4 ～ 1cm。淡棕色，有细纵皱纹及侧根痕。质硬脆，易折断，受潮后变软。断面平坦，淡棕色，微呈角质样而油润，有黄白色小点（异常维管束）断续排列成 2 ～ 4 轮同心环。（图 3-12）

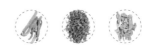

尝其味：味微甜而稍苦涩。

辨佳品：以根长、肉肥、皮细、黄白色者为佳。

【炮制规格及临床应用】

**1. 牛膝**　原药材润透，除去芦头，切段。切面略半透明，中心黄白色，外周散有多数筋脉点。生品长于活血祛瘀，引血下行。

**2. 酒牛膝**　牛膝段酒炙。偶见焦斑（图3-13），微有酒气。酒炙后，增强活血祛瘀、通经止痛的作用。

**3. 盐牛膝**　牛膝段盐炙。多有焦斑，微有咸味。盐炙后，能引药入肾，增强补肝肾、强筋骨的作用。

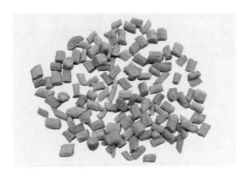

图3-12　牛膝饮片

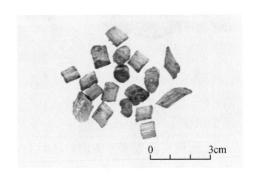

图3-13　酒牛膝饮片

【附注】

1.《本草经集注》："其茎有节似牛膝，故以为名。"

2.（怀）牛膝与川牛膝两者功效基本相同，怀牛膝偏于补肝肾、强筋骨，川牛膝偏于活血祛瘀。两者性状上：川牛膝断面异常维管束排列成3～8轮同心环，强烈木化（图3-14）。炮制规格亦有酒炙（图3-15）或盐炙。

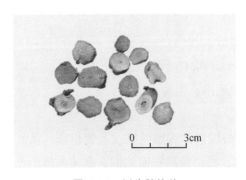

图3-14　川牛膝饮片

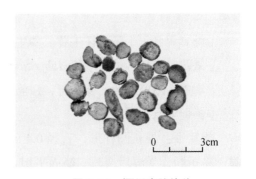

图3-15　酒川牛膝饮片

# 白头翁

【处方用名】白头翁。

【来源】为毛茛科植物白头翁 *Pulsatilla chinensis*（Bge.）Regel 的干燥根。

【功效】清热解毒，凉血止痢。

【鉴别要点】

望特征：根呈类圆柱形或圆锥形，表面黄棕色或棕褐色。具纵皱纹或纵沟，外皮易脱落，露出黄色木部，可见网状裂纹或裂隙。根头部稍膨大，密生白色茸毛。质硬脆，折断面较平坦，皮部黄白色，木部淡黄色（常见环状裂隙）。（图 3-16、3-17）

辨佳品：以条粗长、质坚实者为佳。

【炮制规格及临床应用】切薄片，生用。白头翁苦寒降泻，清热解毒，凉血止痢，尤善于清胃肠湿热及血分热毒，为治热毒血痢之良药。

【附注】

陶弘景曰："近根处有白茸，状似白头老翁，故以为名。"

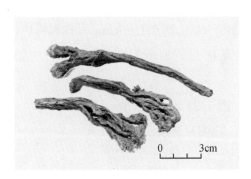

图 3-16　白头翁外形

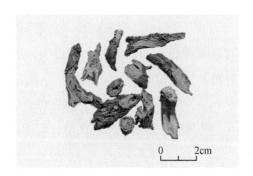

图 3-17　白头翁饮片

# 附　子

【处方用名】附片、炮附片、淡附片。

【来源】为毛茛科植物乌头 *Aconitum carmichaelii* Debx.（栽培品）的侧根（子根）的加工品。

【功效】回阳救逆，助阳补火，散寒止痛。

【加工规格】采挖的全株摘取子根（附子），去掉须根，即是"泥附子"（图3-18），需立即加工。加工规格有盐附子、黑顺片、白附片。

**1. 盐附子** 选择大小均匀的泥附子，洗净，浸入食用胆巴（主为氯化镁）水溶液中，过夜，再加食盐，继续浸泡，每日取出晾晒，并逐渐延长晾晒时间，直到附子表面出现大量结晶盐粒（盐霜），质地变硬为止。

**2. 黑顺片** 取泥附子，洗净，浸入食用胆巴水溶液中浸泡数日，连同浸液煮至透心，取出，水漂，纵切成约5mm的厚片，再用水浸漂，用调色液使附片染成浓茶色，取出，蒸至现油面光泽时，口尝不麻舌，炕半干后再晒干。

**3. 白附片** 选择大小均匀的泥附子，洗净，浸入食用胆巴水溶液中数日，连同浸液煮至透心，捞出，剥去外皮，纵切成薄片，水漂，蒸透，晒至半干，用硫黄熏成白色，再晒干。

【鉴别要点】

望特征：

（1）盐附子 呈圆锤形，长4～7cm，直径3～5cm。表面灰黑色，被盐霜。顶端有凹陷的根芽痕。质重而坚硬。横切面灰褐色，有充满盐霜的小空隙及多角形环纹，环纹内侧导管束排列不整齐。（图3-19）

（2）黑顺片 为纵切片，上宽下窄，长1.7～5cm，宽0.9～3cm。外皮黑褐色，切面暗黄色，油润光泽，半透明，有纵向导管束。质硬而脆，断面角质样。（图3-20）

（3）白附片 无外皮，黄白色，半透明。（图3-21）

尝其味：盐附子味咸而麻，刺舌；黑顺片、白附片味淡。

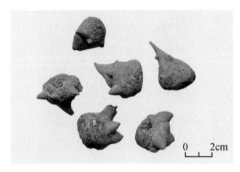

图3-18 附子外形

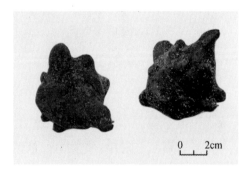

图3-19 盐附子外形

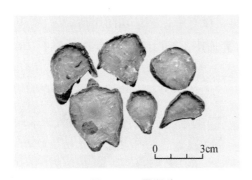

图 3-20 黑顺片

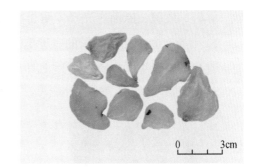

图 3-21 白附片

辨佳品：盐附子以个大、质坚实、灰黑色、表面光滑者为佳；白附片以片均、黄白色、半透明者为佳；黑顺片以片大、厚薄均匀、表面油润光泽者为佳。

【炮制规格及临床应用】

1. 黑顺片、白附片　毒性降低，直接入药。

2. 炮附片　炒焦。色泽加深，略鼓起。以温肾暖脾为主。

3. 淡附片　盐附子用水浸漂后，与甘草、黑豆加水共煮透心。本品呈纵切片，上宽下窄，外皮褐色，切面褐色，半透明，有纵向导管束。质硬，断面角质样（图

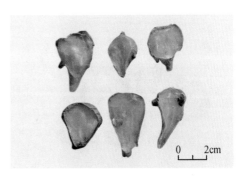

图 3-22 淡附片

3-22）。味淡，口尝无麻舌感。淡附片长于回阳救逆，散寒止痛。

【附注】

1. 始载于《神农本草经》，列为下品。陶弘景谓："乌头与附子同根。附子八月采，八角者良。"李时珍谓："初种为乌头，象乌之头也。附乌头而生者为附子，如子附母也。"

2. 在《本草纲目》之前，草乌（图 3-23）和川乌（图 3-24）统称为乌头。《本草纲目》后把乌头分为川乌、草乌、附子，其中草乌毒性最大，川乌次之，附子最小。

3. 附子因系加工品，原来生品中所含毒性很强的双酯类生物碱，在加工炮制的过程中易水解。如继续水解，生成毒性更小的物质。因此炮制品的附子、川乌及草乌的毒性均较其生品为小。

4. 制川乌为不规则或长三角的片。表面黑褐色或黄褐色，有灰棕色形成层环

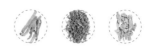

纹。体轻，质脆，断面有光泽（图3-25）。无臭，微有麻舌感。功同川乌。

5. 市场上尚能见到附子的一种炮制规格为黄卦片，系白附片用栀子水染过，再打上红色的五角星，也称黄附片（图3-26）。

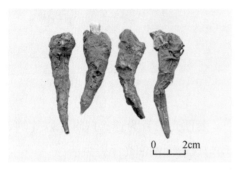

图3-23　草乌外形

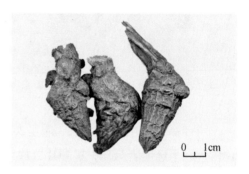

图3-24　川乌外形

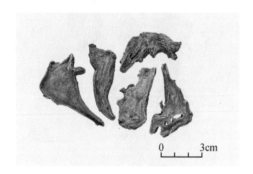

图3-25　制川乌饮片

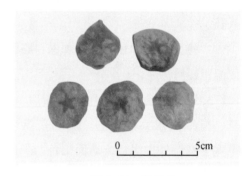

图3-26　黄附片

# 白　芍

【处方用名】白芍、酒白芍、炒白芍、醋白芍。

【来源】为毛茛科植物芍药 *Paeonia lactiflora* Pall.（栽培品）的干燥根。

【采收加工】秋季采挖栽培3～4年生的根，除去地上茎及泥土，水洗，放入开水中煮5～15分钟至无硬心，用竹刀刮去外皮，晒干或切片晒干。

【功效】养血调经，敛阴止汗，柔肝止痛，平抑肝阳。

【鉴别要点】

望特征：呈圆柱形，两端平截。表面浅棕色或类白色，光滑，或有纵皱纹。质坚实。断面类白色或微红色，角质样，形成层环明显，木部有放射线纹理。（图

3-27～图 3-29）

尝其味：味微苦而酸。

辨佳品：以根粗、坚实、无白心或裂隙者为佳。

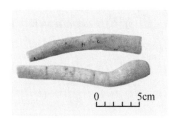

图 3-27　白芍外形

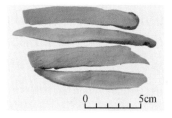

图 3-28　白芍纵片

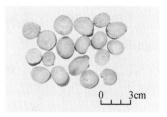

图 3-29　白芍饮片

【炮制规格及临床应用】

**1. 白芍**　原药材切薄片。生品擅养血敛阴，平抑肝阳。

**2. 酒白芍**　白芍片酒炙。酒白芍呈微黄色（图 3-30），微具酒气。经酒炙后，能降低酸寒之性，善于和中缓急。

**3. 炒白芍**　白芍片炒黄。炒白芍表面微黄色，偶见有焦斑（图 3-31）。炒制后，药性稍缓，以养血敛阴为主。

**4. 醋白芍**　白芍片醋炙。呈微黄色（图 3-32），微有醋气。入肝收敛，可敛血止血，疏肝解郁。

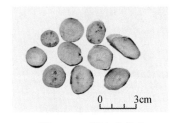

图 3-30　酒白芍饮片

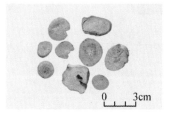

图 3-31　炒白芍饮片

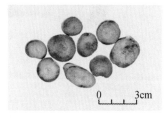

图 3-32　醋白芍饮片

【附注】

1. 芍药名称，初载《神农本草经》，从陶弘景开始，分为白芍药、赤芍药两种。目前药材，白芍药多为栽培种，赤芍药则多为野生种。

2. 今商品芍药亦有白、赤芍之分。芍药，刮皮，水煮，晒干，是白芍；芍药挖出后直接晒干，是赤芍。

3. 炮制规格尚有白芍炭。炒炭后，能增强止血作用。

# 赤 芍

【处方用名】赤芍、赤芍药、炒赤芍、酒赤芍、西赤芍、京赤芍。

【来源】为毛茛科植物芍药 *Paeonia lactiflora* Pall.、川赤芍 *Paeonia veitchii* Lynch 的干燥根。

【功效】清热凉血，散瘀止痛。

【鉴别要点】

望特征：赤芍呈圆柱形，表面棕褐色，粗糙，外皮易脱落。质硬而脆，易折断，断面粉白色或粉红色，皮部窄，木部放射状纹理明显，有的有裂隙。（图 3-33、图 3-34）

闻其气：气微香。

尝其味：味微苦、酸涩。

辨佳品：以条粗长、断面粉白色、粉性大者为佳。

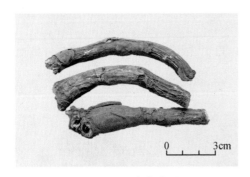

图 3-33　赤芍外形

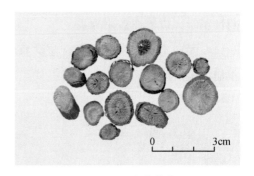

图 3-34　赤芍饮片

【炮制规格及临床应用】

**1. 赤芍**　类圆形薄片，粉白色，中心有放射状纹理。质硬而脆。以清热凉血力胜。

**2. 炒赤芍**　赤芍片炒黄。炒后颜色加深，偶有焦斑（图 3-35）。药性偏于缓和，活血止痛而不寒中，可用于瘀滞疼痛。

**3. 酒赤芍**　赤芍片酒炙。成品微黄色，

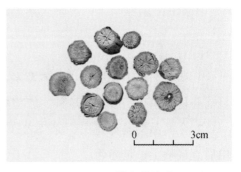

图 3-35　炒赤芍饮片

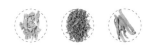

略有酒气。以活血散瘀力胜，清热凉血作用甚弱。

【附注】

1. 自梁代芍药分为赤芍、白芍以来，历代医家逐渐形成了"白补而赤泻、白收而赤散"的经验总结。现代中药学分类，以赤芍长于凉血逐瘀，归为清热凉血药；白芍长于补血、养阴，归为补虚药。

2. 赤芍目前市场供应以野生品为主。主产于四川绵阳（川赤芍），内蒙古和河北张家口（京赤芍）。赤芍可以人工种植，但由于生长期长，尚未发现可以提供商品的大面积种植。

3. 赤芍与白芍的区别：白芍之"白"特征明显，表面洁白光滑，断面为带角质光泽的硬粉质状态。而赤芍不仅外表黑褐色，其断面也与"赤"字对应，红中透着褐色。

# 黄 连

【处方用名】黄连、川连、鸡爪连、酒黄连、姜黄连、吴萸连、萸黄连。

【来源】为毛茛科植物黄连 *Coptis chinensis* Franch、三角叶黄连 *C. deltoidea* C. Y. Cheng et Hsiao 或云连 *C. teeta* Wall. 的干燥根茎。药材依次习称"味连""雅连""云连"。

【功效】清热燥湿，泻火解毒。

【鉴别要点】

望特征：

（1）味连 多弯曲有分枝，集聚成簇，形如鸡爪，习称"鸡爪黄连"。表面黄褐色，粗糙，有的节间表面平滑如茎杆，习称"过桥"。坚硬，折断面不整齐，皮部橙红色或暗棕色，木部金黄色，有放射状纹理，中央髓部红棕色，有时空心。（图 3-36、图 3-37）

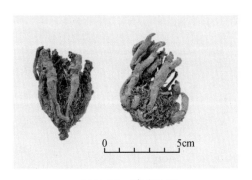

图 3-36 味连外形

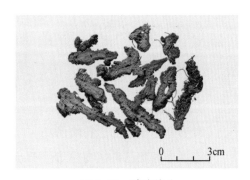

图 3-37 味连饮片

（2）雅连　多单枝，略成圆柱形。"过桥"较长，顶端有少许残茎。

（3）云连　多为单枝，弯曲呈钩状，较细小，形如蝎尾。

尝其味：味极苦。

辨佳品：均以条粗壮、坚实、断面红黄者为佳。

【炮制规格及临床应用】

**1.黄连**　水润后，切薄片，或用时捣碎。苦寒性较强，长于泻火解毒、清热燥湿。

**2.酒黄连**　黄连片酒炙。色泽较生片加深（图3-38），味苦，略带酒气。能引药上行，缓其寒性，善清头目之火。

**3.姜黄连**　黄连片姜炙。表面棕黄色（图3-39），味苦，略带姜的辛辣味。能缓和其过于苦寒之性，并增强其止呕作用，以治胃热呕吐为主。

**4.萸黄连**　吴茱萸炙黄连片。色泽暗黄色（图3-40），味苦，略带吴茱萸的辛辣味。能抑制其苦寒之性，使黄连寒而不滞，以清气分湿热，散肝胆郁火。

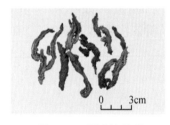
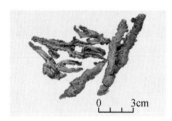
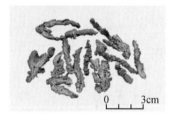

图3-38　酒黄连饮片　　　图3-39　姜黄连饮片　　　图3-40　萸黄连饮片

【附注】

1.《本草纲目》："其根连珠而色黄，故名。"

2. 黄连中的主要有效成分小檗碱等易溶于水，在热水中溶解度更高。故黄连切制时，宜在水温较低时进行，并尽量减少在水中的浸润时间。实际应用中，多捣碎，以免在切制过程中成分流失。

# 防　己

【处方用名】防己、粉防己。

【来源】为防己科植物粉防己 *Stephania tetrandra* S. Moore 的干燥根。

【功效】祛风止痛，利水消肿。

【鉴别要点】

望特征：块根呈不规则圆柱形、半圆柱形或块状，多弯曲。直径 1 ～ 5cm。表面淡灰黄色，弯曲处有深陷的横沟而成结肠状。体重，质坚实，断面平坦，灰白色，富粉性，有放射状纹理。（图 3-41）

尝其味：味苦。

辨佳品：以个大、质实、粉性足、色黄白者为佳。

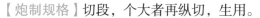

图 3-41 防己饮片

【炮制规格】切段，个大者再纵切，生用。

【附注】

1.《本草纲目》："按：东垣李杲云：防己如险健之人，幸灾乐祸，能首为乱阶，若善用之，亦可御敌。其名或取此义。解离，因其纹解也。"

2. 目前，市售防己类药材的来源品种复杂，名称混乱。2015 年版《中国药典》规定，除防己科植物粉防己及马兜铃科植物广防己外，还有许多地区性可用品及可代用品。"马兜铃事件"后，广防己作为防己药材的正品来源在《药典》中被取消。

# 延胡索

【处方用名】延胡索、元胡、醋延胡索。

【来源】为罂粟科植物延胡索 *Corydalis yanhusuo* W. T. Wang 的干燥块茎。

【功效】活血，行气，止痛。

【鉴别要点】

望特征：块茎扁球形，直径 5 ～ 18mm，表面灰黄色或黄棕色，有不规则网状皱纹。顶端有略凹陷的茎痕，底部常有疙瘩状凸起。有的块茎成"分瓣"状或上部分成 2 ～ 3 瓣。质坚硬，断面黄色，角质样，有蜡样光泽。（图 3-42、图 3-43）

尝其味：味苦。

辨佳品：以个大、饱满、质坚实、断面色黄者为佳。

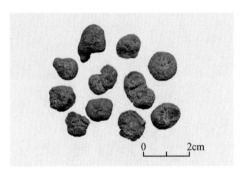

图 3-42　延胡索外形

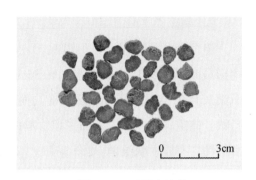

图 3-43　延胡索饮片

【炮制规格及临床应用】

1. 延胡索　原药材润透，切厚片。生品的止痛成分不易溶出，效果欠佳，故多炙用。

2. 醋延胡索　延胡索醋炙。深黄色或黄褐色（图3-44），光泽不明显，略带醋气。醋炙可使其有效成分的溶解度大大提高而增强行气止痛作用，广泛用于身体各部位的多种疼痛。

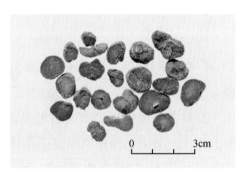

图 3-44　醋延胡索饮片

【附注】

1. 元代名医元好古曰：本名玄胡索，避宋真宗讳，改玄为延也。

2. 延胡索生品含有止痛作用的生物碱，不易溶出，醋炙后，醋酸与生物碱成盐，易于煎出，止痛能力增强。

3. 延胡索与白术、白芍、浙贝母、杭白菊、玄参、麦冬、温郁金均统称为"浙八味"。

4. 延胡索、乳香、没药、五灵脂均为常用的活血止痛药，均可用于血瘀疼痛，但延胡索止痛作用最强，且应用部位十分广泛，五灵脂作用次之，乳香、没药又次之。古代对延胡索炮制有"酒炒行血，醋炒止血，生用破血"之说。

# 苦　参

【处方用名】苦参、苦参炭。

【来源】为豆科植物苦参 *Sophora flavescens* Ait. 的干燥根。

【功效】清热燥湿，杀虫利尿。

【鉴别要点】

望特征：呈长圆柱形，表面灰棕色或棕黄色。外皮薄，多破裂反卷，易剥落，剥落处显黄色，光滑。质硬，不易折断，断面黄白色，具放射状纹理及裂隙。（图3-45）

尝其味：味极苦。

辨佳品：以条均、断面黄白、味极苦者为佳。

【炮制规格及临床应用】

**1. 苦参** 原药材润透，切厚片。圆形或类圆形厚片，纤维性。生品苦寒之性甚强，清热燥湿、祛风止痒及利水作用亦强。

**2. 苦参炭** 苦参片炒炭。表面焦黑色（图3-46），内部焦黄色，味微苦涩。苦寒之性减弱，并增强了收涩之性，具有止血的功效。

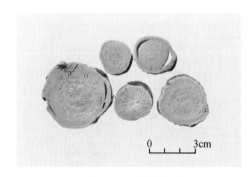

图3-45 苦参饮片

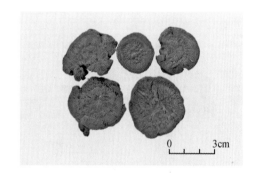

图3-46 苦参炭饮片

【附注】

1.《本草纲目》："苦以味名，参以功名。"

2. 从苦参中提取出的苦参碱属于低毒广谱杀虫剂，是一种植物源农药。

# 葛 根

【处方用名】葛根、野葛、柴葛、煨葛根、炒葛根。

【来源】为豆科植物野葛 *Pueraria lobata*（Wild.）Ohwi 的干燥根。

【功效】解肌退热，生津止渴，透疹，升阳止泻，通经活络，解酒毒。

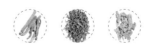

【鉴别要点】

望特征：野葛根完整者多呈圆柱形。切面粗糙，淡黄褐色，纤维性强。（图3-47）

尝其味：味微甜。

辨佳品：以块大、质坚实者为佳。

【炮制规格及临床应用】

**1.葛根**　切厚片。生品长于解肌退热，生津止渴，透疹。

**2.湿纸煨、麦麸煨**　表面深黄色，气微香。煨后增强止泻作用。

【附注】

1.主产于湖南、河南、广东、浙江、四川。

2.粉葛为豆科植物甘葛藤的干燥根。除去外皮，切成厚片。表面黄白色，质硬，富粉性（图3-48）。

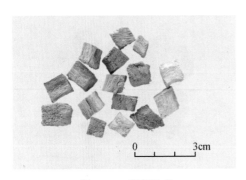

图3-47　葛根饮片

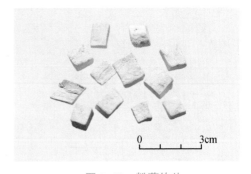

图3-48　粉葛饮片

# 甘　草

【处方用名】甘草、粉甘草、炙甘草、蜜甘草。

【来源】为豆科植物甘草 *Glycyrrhiza uralensis* Fisch.、胀果甘草 *G. inflata* Bat. 或光果甘草 *G. glabra* L. 的干燥根及根茎。

【功效】补脾益气，清热解毒，祛痰止咳，缓急止痛，调和诸药。

【鉴别要点】

望特征：

（1）甘草　根呈圆柱形，不分枝，长25～100cm，直径0.6～3.5cm。带皮的甘草，其外皮松紧不等，表面红棕色或灰棕色，具显著的皮孔、沟纹、皱纹及稀疏

的细根痕。两端切成平齐，切面中央稍陷下。质坚实而重，断面略显纤维性，黄白色，有粉性，形成层环明显，射线放射状，有的有裂隙。根茎形状与根相似，但表面有芽痕，横切面中央有髓。（图3-49、图3-50）

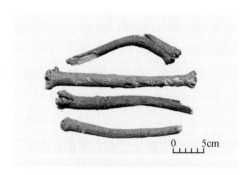

图3-49　甘草外形

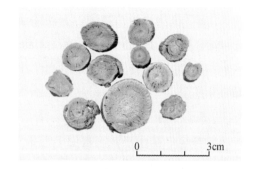

图3-50　甘草饮片

（2）胀果甘草　（与甘草性状不同点）药材木质粗壮，有的有分枝。外皮粗糙，灰棕色或灰褐色。质坚硬，纤维多，粉性小。根茎不定芽多而粗大，断面多皱缩而形成裂隙。

（3）光果甘草　（与甘草性状不同点）药材质地较坚实，有的分枝。外皮不粗糙，多灰棕色，皮孔细而不明显。断面裂隙较少。

尝其味：味甜而特殊。

辨佳品：一般以外皮细紧、色红棕、质坚实、断面黄白色、粉性足、味甜者为佳。

【炮制规格及临床应用】

**1. 甘草**　润透，切厚片。生品味甘偏凉，长于泻火解毒，化痰止咳。

**2. 蜜甘草**　蜜炙。表面老黄色，微有黏性，略有光泽，气焦香，味甜。蜜炙后，甘温，以补脾和胃、益气复脉力胜。

【附注】

图3-51　蜜甘草饮片

1. 久服大剂量甘草，可引起浮肿。

2. 因味甜而得名。别名"国老"。《本草经集注》："此草最为众药之主，经方少有不用者，犹如香中有沉香也。国老即帝师之称，虽非君而为君所宗，是以能安和草石而解诸毒也。"

# 黄 芪

【处方用名】黄芪、炙黄芪、蜜黄芪。

【来源】为豆科植物蒙古黄芪 *Astragalus membranaceus*（Fisch.）Bge. var. *mongholicus*（Bge.）Hsiao 或膜荚黄芪 *A.membranaceus*（Fisch.）Bge. 的干燥根。

【功效】补气升阳，固表止汗，利水消肿，生津养血，行滞通痹，托毒排脓，敛疮生肌。

【鉴别要点】

望特征：呈圆柱形，直径 1 ～ 3.5cm。表面淡黄棕色。质硬而韧，断面纤维状，显粉性，横切面皮部黄白色，木部淡黄色，有放射状纹理及裂隙。老根头断面木质部偶呈枯朽状。（图 3-52、图 3-53）

尝其味：味微甜。嚼之有豆腥气。

辨佳品：以条粗长、皱纹少、质坚而绵、断面色黄白、粉性足、味甜者为佳。

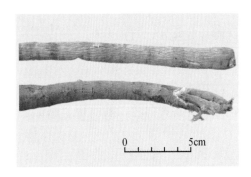

图 3-52 黄芪外形

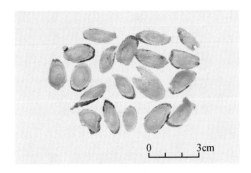

图 3-53 黄芪饮片

【炮制规格及临床应用】

**1. 黄芪**　原药材切厚片或加工成指片（图 3-54）。生品长于益卫固表，托毒生肌，利尿退肿。

**2. 蜜黄芪**　净黄芪片蜜炙。表面深黄色（图 3-55），质较脆，略带黏性，有蜜香气，味甜。蜜炙后黄芪甘温而偏润，长于益气补中。

【附注】

1. 黄芪原作"黄耆"，始载于《神农本草经》，列为上品。《本草纲目》："耆，长也。黄耆色黄，为补药之长，故名。"

2. 豆科植物多序岩黄芪 *Hedysarum polybotrys* Hand.-Mazz. 的根称为红芪，功效

同黄芪。

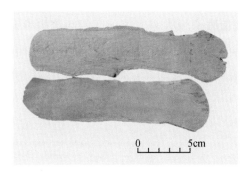

图 3-54 黄芪指片

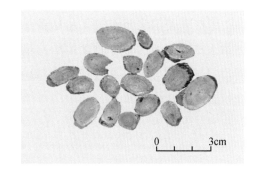

图 3-55 蜜黄芪饮片

# 西洋参

【处方用名】西洋参、花旗参、洋参、西洋人参。

【来源】为五加科植物西洋参 *Panax quinquefolium* L. 的干燥根。

【功效】补气养阴,清火生津。

【鉴别要点】

望特征:呈圆柱形或短圆柱形,长 1.5 ~ 9cm,直径 0.5 ~ 2cm。表面淡黄色或土黄色,可见横向环纹及线形皮孔状突起,并有细密浅纵皱纹及须根痕。主根中下部有一至数条侧根,多已折断。体重,质坚实,不易折断。断面平坦,淡黄白色,略带粉性。有棕色或棕黄色形成层环,散有多数红棕色点状树脂道。带须根者习称"全须西洋参"。(图 3-56 ~图 3-58)

闻其气:气微而特异。

尝其味:味微苦、甘。

辨佳品:以条匀、质硬、表面横纹紧密、气清香、味浓者为佳。

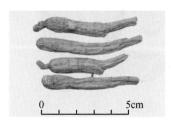

图 3-56 西洋参长枝外形

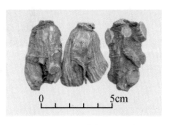

图 3-57 西洋参短枝外形

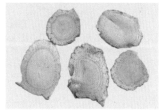

图 3-58 西洋参饮片

【炮制规格】切薄片或用时捣碎。生用。

【附注】

原产于美国北部到加拿大南部一带，以威斯康辛州为主。美国产的叫花旗参，加拿大产的叫西洋参（加拿大参）。两者虽然同种，但因为气候影响，前者的参面横纹比后者更明显，有效成分含量也较高。服用方法分为煮、炖、蒸食、切片含化、研成细粉冲服等。

# 三　七

【处方用名】三七、田七、三七粉、熟三七。

【来源】为五加科植物三七 *Panax notoginseng*（Burk.）F. H. Chen 的干燥根和根茎。支根习称"筋条"，根茎习称"剪口"。

【功效】散瘀止血，消肿定痛。

【鉴别要点】

望特征：

（1）主根　呈类圆锥形或圆柱形，表面灰褐色或灰黄色，有断续纵皱纹及支根痕。顶端有茎痕，周围有瘤状突起。体重，质坚实，断面灰绿色、黄绿色或灰白色。（图3-59、图3-60）

（2）筋条　与主根性状不同点：呈圆锥形，长2～6cm，上端直径约8mm，下断直径约3mm。

（3）剪口　与主根性状不同点：呈不规则的皱缩块状及条状，表面有数个明显的茎痕及环纹。

尝其味：味苦回甜。

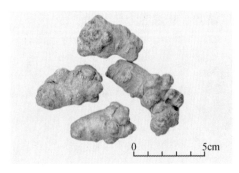

图3-59　三七外形

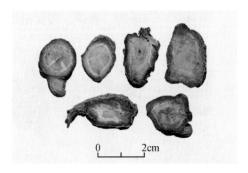

图3-60　三七饮片

辨佳品：一般以根粗壮、颗粒大而圆、体重、质坚、表面光滑、断面色灰绿或黄绿、味苦回甜浓厚者为佳。

鉴别口诀：铜皮铁骨身，皮色灰褐疙瘩形；味苦回甜皮易离，切面木部显花心。

【炮制规格及临床应用】

**1. 三七**　生品以止血化瘀、消肿定痛之力偏胜，止血而不留瘀，化瘀而不会导致出血。

**2. 三七粉**　三七研细粉。灰白色粉末。功效同三七。一般入汤剂可用生三七打碎与其他药物共煎，三七粉多吞服或外敷用于创伤出血。

**3. 熟三七**　净三七打碎，用食油炸至表面棕黄色，沥去油，研细粉。浅黄色粉末，略有油气，味微苦。熟三七止血化瘀作用较弱，以滋补力胜，可用于身体虚弱，气血不足。

【附注】

1. 三七因其播种后三至七年挖采，而且每株长三个叶柄，每个叶柄生七个叶片，故名。

2. 清代赵学敏《本草纲目拾遗》记载："人参补气第一，三七补血第一，味同而功亦等，故称人参三七，为中药中之最珍贵者。"扬名中外的中成药"云南白药"和"片仔癀"，即以三七为主要原料制成。其茎、叶、花均可入药。

3. 加工时，用谷壳掺和，边晒边揉搓，使其体质结实。

4. 三七粉分生、熟两种服用方法。中医论三七"生打熟补"，指生三七粉的功效是活血，如降血脂、祛斑、治跌打损伤等，三七粉加热到一定的温度变成熟三七粉，功效主要是补血。

# 白　芷

【处方用名】白芷、杭白芷、川白芷、香白芷。

【来源】为伞形科植物白芷 *Angelica dahurica*（Fisch. ex Hoffm.）Benth et. Hook. f. 或 杭 白 芷 *Angelica dahurica*（Fisch. ex Hoffm.）Benth. et Hook. f. var. *formosana*（Boiss.）Shan et Yuan 的干燥根。

【功效】解表散寒，祛风止痛，宣通鼻窍，燥湿止带，消肿排脓。

【鉴别要点】

望特征：呈圆锥形，根头部钝四棱形或近圆形；皮孔样横向突起散生，习称

"疙瘩丁"。断面灰白色，粉性，皮部散有棕色油点，形成层环近圆形或近方形，棕色。（图3-61、图3-62）

闻其气：气香浓烈。

尝其味：味辛、微苦。

辨佳品：以独枝、条粗壮、体重、粉性足、香气浓者为佳。

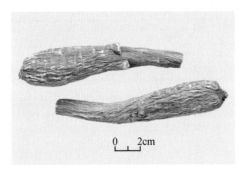

图 3-61　白芷外形

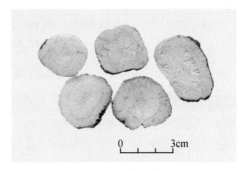

图 3-62　白芷饮片

【炮制规格】类圆形的厚片。生用。

【附注】

白芷产于河南长葛、禹县者习称"禹白芷"，产于河北安国者习称"祁白芷"，此外陕西和东北亦产。杭白芷产于浙江、福建、四川、江苏、安徽等省，习称"杭白芷"和"川白芷"。

# 当　归

【处方用名】当归、秦归、归头、归身、归尾、全当归、酒当归、土炒当归、当归炭。

【来源】为伞形科植物当归 *Angelica sinensis*（Oliv.）Diels 的干燥根。因产地不同，商品有岷归（甘肃）、秦归（甘肃）、川归（四川）、云归（云南）之称。

【采收加工】当归一般栽培至第 2 年秋末采挖。除去茎叶、须根及泥土，放置，待水分稍蒸发后根变软时，捆成小把，上棚，以烟火慢慢熏干。不可晒干。

【功效】补血活血，调经止痛，润肠通便。

【鉴别要点】

望特征：有归头（根头）、归身（主根）、归尾（支根）、全归（全体）之分。

全归表面黄棕色至深褐色，外皮细密，有纵皱纹及横长皮孔。归头圆钝，有环纹及茎叶残基；归身略呈圆柱形，表面凹凸不平；归尾 3～5 条或更多，多扭曲，有少数须根痕。质柔韧，断面黄白色或淡黄棕色，皮部厚，有棕色油点，形成层呈黄棕色环，木质部色较淡。（图 3-63～图 3-65）

闻其气：香气浓郁。

尝其味：味甘、辛、微苦。

辨佳品：以主根粗长、油润、色黄棕、断面色黄白、气味浓郁者为佳。柴性大、干枯无油或断面呈绿褐色者不可供药用。

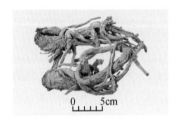

图 3-63 当归外形

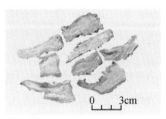

图 3-64 当归饮片

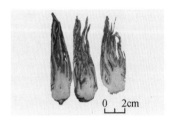

图 3-65 当归饮片（纵向切片）

【炮制规格及临床应用】

**1. 当归** 原药材切薄片，低温干燥。生品质润，长于补血，调经，润肠通便。

**2. 酒当归** 当归片酒炙。表面色泽加深，偶见焦斑，略有酒香气。酒炙后，增强活血补血调经的作用。

**3. 土炒当归** 表面挂土黄色（图 3-66），具土香气。土炒后，既能补血，又不致滑肠。

**4. 当归炭** 当归片炒炭。表面黑褐色，断面灰棕色，质枯脆（图 3-67），气味减弱，并带涩味。炒炭后，以止血和血为主。

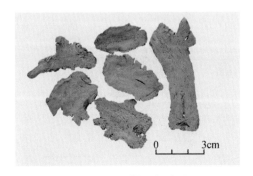

图 3-66 土炒当归饮片

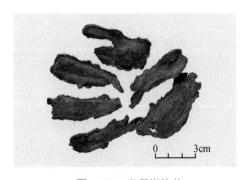

图 3-67 当归炭饮片

【附注】

1. 主产于甘肃岷县，云南、四川、陕西、湖北等省亦产。

2.《本草纲目》："以秦归头圆尾多色紫气香肥润者，名马尾归，最胜他处。"又谓："当归调血，为女人要药。"

3.《本草通玄》（明李中梓）述"头止血而上行，梢破血而下行，身养血而中守，全活血而不定"。故当归传统习惯止血用归头，补血用归身，破血用归尾，补血活血用全归。

# 羌 活

【处方用名】羌活、条羌、蚕羌。

【来源】伞形科植物羌活 *Notopterygium incisum* Ting ex H. T. Chang 或宽叶羌活 *Notopterygium franchetii* H. de Boiss. 的干燥根茎和根。

【功效】解表散寒，祛风除湿，止痛。

【鉴别要点】

望特征：

（1）羌活　表面棕褐色至黑褐色；节间缩短，紧密隆起呈环状，形似蚕，习称"蚕羌"；或节间延长，形如竹节状，习称"竹节羌"。体轻，质脆。断面不平整，有多数裂隙，皮部黄棕色，有棕色油点，木部黄白色，具放射状纹理，髓部黄色。（图3-68、图3-69）

（2）宽叶羌活　近根茎处有较密的环纹，习称"条羌"。有的根茎粗大，不规则结节状，顶部具数个茎基，根较细，习称"大头羌"。断面平坦，皮部浅棕色，木部黄白色。

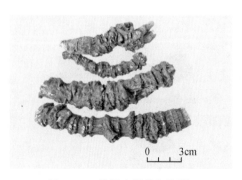

图3-68　羌活（蚕羌）外形

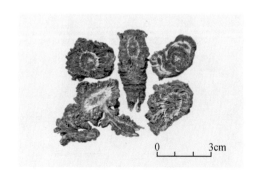

图3-69　羌活饮片

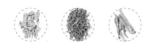

闻其气：羌活气香，宽叶羌活气味较淡。

尝其味：味微苦而辛。

辨佳品：以根茎粗壮、有横节如蚕形，表面棕色，断面质紧密，朱砂点多，香气浓郁者为佳。

【炮制规格】切 10 ～ 13cm 长的短节，生用。

【附注】

1. 羌活始见于《神农本草经》，列于独活项下，列为别名。直至唐代的《药性本草》始将独活与羌活分列。《本草纲目》："独活、羌活一类二种，西羌者为羌活，羌活需用紫色有蚕头鞭节者。"

2. 羌活主产于四川、云南、青海、甘肃等省。宽叶羌活主产于四川、青海、陕西、河南等省。

# 川 芎

【处方用名】川芎、芎藭、酒川芎、炒川芎。

【来源】为伞形科植物川芎 *Ligusticum chuanxiong* Hort. 的干燥根茎。

【功效】活血行气，祛风止痛。

【鉴别要点】

望特征：根茎为不规则结节状拳形团块，直径 1.5 ～ 7cm。表面黄褐色至黄棕色，有多数平行隆起的轮节；顶端有类圆形凹窝状茎痕，下侧及轮节上有多数细小的瘤状根痕。质坚实，不易折断，断面黄白色或灰黄色，具波状环纹形成层，全体散有黄棕色油点。（图 3-70、图 3-71 ）

闻其气：香气浓郁而特殊。

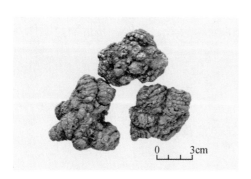

图 3-70　川芎外形

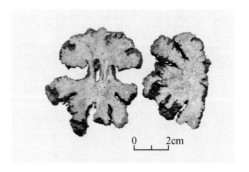

图 3-71　川芎饮片

尝其味：味苦、辛、微回甜，有麻舌感。

辨佳品：以个大饱满、质坚实、断面色黄白、油性大、香气浓者为佳。

【炮制规格及临床应用】

1. 川芎　原药材润透，切厚片。临床多生用。

2. 酒川芎　川芎片酒炙。色泽加深，棕黄色，偶见焦斑（图 3-72），质坚脆，略有酒气。酒炙后，能引药上行，增强活血行气止痛作用。

【附注】

1.《本草纲目》："出蜀中者，为川芎……皆因地而名也。"

2. 本品辛温升散，能"上行头目"，"祛风止痛"。前人有"头痛不离川芎"之说。

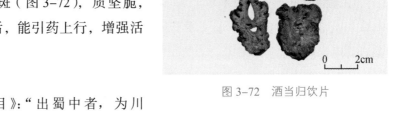

图 3-72　酒当归饮片

# 防　风

【处方用名】防风、炒防风、防风炭。

【来源】伞形科植物防风 *Saposhnikovia divaricata*（Turcz.）Schischk. 的干燥根。药材习称关防风。

【功效】发表散风，胜湿止痛，止痉，止泻。

【鉴别要点】

望特征：呈长圆锥形或长圆柱形，表面灰棕色。根头部有明显密集的环纹（习称蚯蚓头），有的残存棕褐色毛状叶基。表面黄白色或浅黄色，皮部浅棕色，有裂隙，木部浅黄色，可见小型髓部，散生黄棕色油点。体轻，质松，易折断，断面不平坦。（图 3-73 ～ 3-75）

闻：气芳香特异。

尝其味：味微甘。

辨佳品：以条粗壮、断面皮部色浅棕、木部色浅黄者为佳。

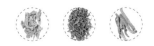

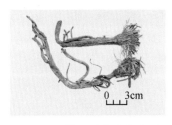
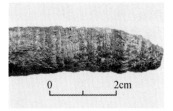
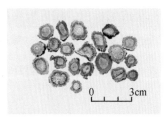

图 3-73　防风（家种）外形　　图 3-74　防风（野生）蚯蚓头　　图 3-75　防风饮片

【炮制规格及临床应用】

**1. 防风**　为圆形厚片。生品辛散力较强，祛风胜湿、解痉止痛力胜。

**2. 炒防风**　防风片炒焦。表面深黄色，微有焦斑。炒制后辛散力减弱，有良好的止泻作用（大剂量），可用于泄泻。

**3. 防风炭**　防风片炒炭。炒制后表面黑色，内呈黑褐色。炒炭后几乎无辛散作用，长于止血。

【附注】

1.《本草纲目》："防者，御也。其功疗风最要，故名。"

2.《本草经集注》："唯以实而脂润，头节坚如蚯蚓头者为好。"

3. 市场上防风分家种和野生两种。家种防风粗壮，质地较重，韧皮部少裂隙，几乎无蚯蚓头；野生防风有蚯蚓头，质地较轻，菊花心明显。

# 柴　胡

【处方用名】柴胡、北柴胡、南柴胡、制柴胡、醋柴胡、鳖血柴胡。

【来源】为伞形科植物柴胡 *Bupleurum chinense* DC. 或狭叶柴胡 *B. scorzonerifolium* Willd. 的干燥根。商品分北柴胡和南柴胡。

【功效】疏散退热，疏肝解郁，升举阳气。

【鉴别要点】

望特征：

（1）北柴胡　常有分枝，直径 0.3～0.8cm。顶端多常有残留的茎基或短纤维状的叶基。质硬而韧，不易折断，断面呈片状纤维性，皮部浅棕色，木部黄白色。（图 3-76、图 3-77）

（2）南柴胡　根较北柴胡细，多不分枝，顶端有多数细毛状枯叶纤维。表面红

棕色或黑棕色，靠近根头处多具细密环纹。质稍软，易折断，断面略平坦。

闻其气：北柴胡气微香；南柴胡具败油气。

辨佳品：均以条粗长、须根少者为佳。

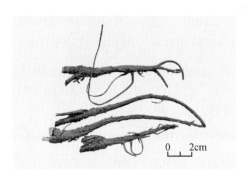

图 3-76　柴胡外形

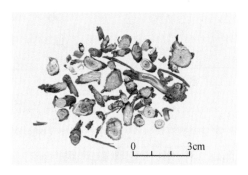

图 3-77　柴胡饮片

【炮制规格及临床应用】

1. 柴胡　不规则厚片或段。断面粗糙，显纤维性，黄白色。升散作用较强，多用于解表退热。

2. 醋柴胡　柴胡片醋炙。色泽加深（图 3-78），具醋气。能缓和升散之性，增强舒肝止痛的功效。

3. 鳖血柴胡　鳖血拌炒。色泽加深，具血腥气。增强清肝退热、截疟的功效。

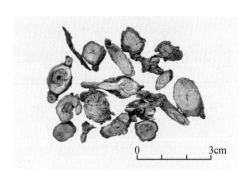

图 3-78　醋柴胡饮片

【附注】

《新修本草》："茈，是古柴字。《上林赋》云茈姜，及《尔雅》云茈草，并作此茈字。此草根紫色，今太常用茈胡是也。又以木代系，相承呼为柴胡。且检诸本草无名此者。"

# 北沙参

【处方用名】北沙参、沙参。

【来源】为伞形科植物珊瑚菜 *Glehnia littoralis* Fr. Schmidt ex Miq. 的干燥根。

【功效】养阴清肺，益胃生津。

【鉴别要点】

望特征：根呈细长圆柱形，表面淡黄白色，略粗糙，不去外皮者表面黄棕色。全体有细纵皱纹及纵沟。质脆、易折断，断面皮部浅黄白色，木部黄色。（图3-79、图3-80）

尝其味：味微甜。

辨佳品：以粗细均匀、去净栓皮、色黄白者为佳。

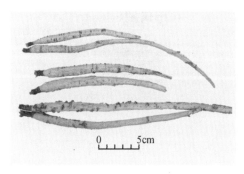

图3-79　北沙参外形

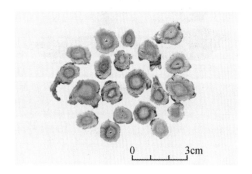

图3-80　北沙参饮片

【炮制规格】切段，生用。

【附注】

《药品化义》注有："北地沙土所产，故名沙参。"

# 龙　胆

【处方用名】龙胆、酒龙胆。

【来源】为龙胆科植物条叶龙胆 *Gentiana manshurica* Kitag.、龙胆 *G. scabra* Bge.、三花龙胆 *G. triflora* Pall. 或坚龙胆 *G. rigesceras* Franch. 的干燥根及根茎。前三种习称"龙胆"，后一种习称"坚龙胆"。

【功效】清热燥湿，泻肝胆火。

【鉴别要点】

望特征：

（1）龙胆　根茎呈不规则块状，周围及下端着生多数细长的根。根茎灰棕色或深棕色。根圆柱形，直径2～5mm。表面淡黄色或黄棕色，上部多有显著的横皱纹。断面略平坦，黄棕色，木部有5～8个黄白色点状木质部束环列，习称"筋脉

点"，髓明显。质脆，易折断。（图 3-81）

（2）坚龙胆　与龙胆性状不同点：根表面黄棕色或红棕色，无横皱纹，外皮易脱落。（图 3-82）

尝其味：味极苦。

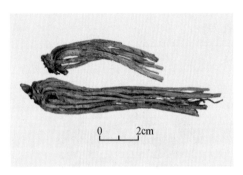

图 3-81　龙胆外形

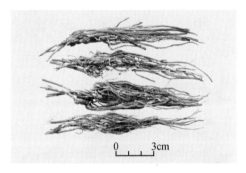

图 3-82　坚龙胆外形

【炮制规格及临床应用】

**1. 龙胆**　原药材润透，切厚片或段。生品擅于清热泻火，燥湿。

**2. 酒龙胆**　龙胆片或段酒炙。酒炙后色泽加深，略有酒气。能缓和其苦寒之性，引药上行。

【附注】

1.《本草纲目》："叶似龙葵，味苦如胆，因而为名。"

2. 商品龙胆按产地不同可分为五类：关龙胆（东北、内蒙古，为主流商品）、滇龙胆（云南、贵州）、川龙胆（四川）、严龙胆（浙江、安徽、江苏南部）、苏龙胆（江苏）。

# 丹　参

【处方用名】丹参、赤参、紫丹参、酒丹参。

【来源】为唇形科植物丹参 *Salvia miltiorrhiza* Bge. 的干燥根及根茎。

【功效】活血祛瘀，通经止痛，清心除烦，凉血消痈。

【鉴别要点】

望特征：根数条，长圆柱形，直径 0.3 ～ 1cm。表面棕红色或暗棕红色。老根外皮疏松，多显紫棕色，常呈鳞片状剥落。质硬而脆，断面疏松，有裂隙或略平整而致密，皮部棕红色，木部灰黄色或紫褐色，散在黄白色筋脉点，呈放射状排列。

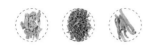

栽培品粗大肥实，直径 0.5 ～ 1.5cm。表面红棕色，具纵皱，外皮紧贴不易剥落。质坚实，断面较平整，略呈角质样。（图 3-83、图 3-84）

问药名：因其根皮红而肉紫故名丹参。

尝其味：味微苦涩。

辨佳品：以根条粗壮，干燥、色紫红、无芦头及须根者为佳。

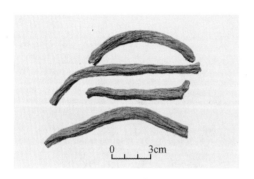

图 3-83　丹参外形

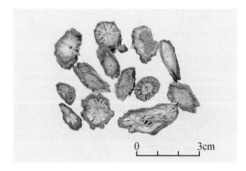

图 3-84　丹参饮片

【炮制规格及临床应用】

**1. 丹参**　原药材润透，切厚片。多生用，生品祛瘀止痛力强，并能通行血脉。

**2. 酒丹参**　丹参片酒炙。表面黄褐色（图 3-85），略带酒香气。酒制后，缓和寒凉之性，增强活血祛瘀、调经之功。

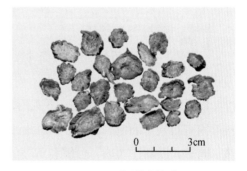

图 3-85　酒丹参饮片

【附注】

《本草纲目》："五参五色配五脏。故人参入脾，曰黄参；沙参入肺，曰白参；玄参入肾，曰黑参；牡蒙入肝，曰紫参；丹参入心，曰赤参。其苦参，则右肾命门之药也。古人舍紫参而称苦参，未达此义尔。"

# 黄 芩

【处方用名】黄芩、枯芩、子芩、炒黄芩、酒黄芩、黄芩炭。

【来源】为唇形科植物黄芩 *Scutellaria baicalensis* Georgi 的干燥根。

【功效】清热燥湿，泻火解毒，止血，安胎。

【鉴别要点】

望特征：呈圆锥形，扭曲。表面棕黄色或深黄色。断面黄色，中心红棕色；老根中央呈枯朽状或中空，暗棕色或棕黑色。气微，味苦。栽培品较细长，多分枝。表面浅黄棕色，外皮紧贴，纵皱纹较细腻。断面黄色，略成角质样，具放射状纹理。（图3-86、图3-87）

尝其味：味微苦。

辨佳品：以条长、质坚实、色黄为佳。

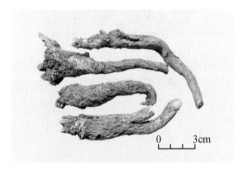

图3-86　黄芩外形

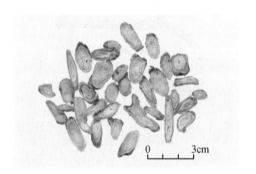

图3-87　黄芩饮片

【炮制规格及临床应用】

**1.黄芩**　取原药材，除去杂质，洗净泥屑，大小分档。生品清热泻火解毒力强。

**2.酒黄芩**　黄芩片酒炙。酒炙后表面微干，深黄色（图3-88），嗅到药物与辅料的固有香气。酒制入血分，并可借黄酒升腾之力，用于上焦肺热及四肢肌表之湿热；同时，因酒性大热，可缓和黄芩的苦寒之性，以免伤害脾阳，导致腹痛。

**3.黄芩炭**　黄芩片炒炭。黑褐色，有焦炭气（图3-89）。清热止血为主，用于崩漏下血，吐血衄血。

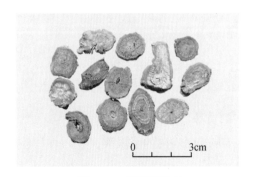

图3-88　酒黄芩饮片

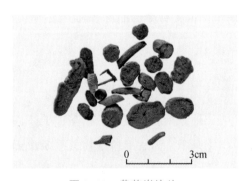

图3-89　黄芩炭饮片

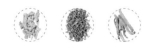
【附注】

1. 栽培黄芩主要成分的含量与栽培年限有关，三年以上的质量最好。

2. 黄芩受潮后变为绿色，有效成分受到破坏。是因为黄芩中所含的酶在一定温湿度下酶解了其中的成分，产生的苷元本身不稳定，容易被氧化而变绿。酶的活性与水的温度有关，以冷水浸，酶的活性最大；而蒸和煮就可破坏酶，使其活性消失，有利于黄芩的保存。故黄芩经蒸或沸水煮后，既可使酶灭活，保存药性，又使药物软化，便于切片。酒炒后有利于有效成分的溶出。

# 玄　参

【处方用名】玄参、元参、浙玄参、黑参。

【来源】为玄参科植物玄参 *Scrophularia ningpoensis* Hemsl. 的干燥根。

【功效】清热凉血，滋阴降火，解毒散结。

【鉴别要点】

望特征：药材呈圆锥形，中间略粗或上粗下细。表面灰黄色或灰褐色，有不规则的纵沟。质坚实，不易折断，断面乌黑色，微有光泽。以水浸泡，水呈墨黑色。（图3-90、图3-91）

闻其气：气特异似焦糖。

辨佳品：以条粗壮、坚实、断面乌黑色者为佳。

【炮制规格】切薄片，生用。

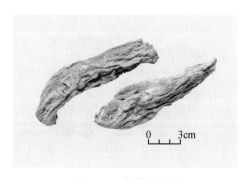

图 3-90　玄参外形图

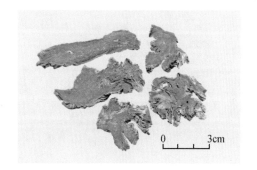

图 3-91　玄参饮片

【附注】

1.《本草纲目》："玄，黑色也。其茎微似人参……"

2. 玄参甘、苦、咸而微寒，凉血滋阴，泻火解毒。生品泻火解毒力强，用于温毒发斑等热证。蒸制后缓和其寒性，入滋阴剂。玄参含有大量黏性物质，蒸制后有利于切制。玄参中含有哈巴苷，在空气中吸潮后逐渐变黑，故加工炮制后的饮片均变黑色。

# 地 黄

【处方用名】地黄、鲜地黄、生地、生地黄、干地黄、熟地、生地炭、熟地炭。

【来源】为玄参科植物地黄 *Rehmannia glutinosa* Libosch. 的新鲜或干燥块根。鲜用为"鲜地黄"，将鲜地黄缓缓烘焙至内部变黑，约八成干，称"生地黄"。

【功效】鲜地黄：清热生津，凉血，止血。生地黄：清热凉血，养阴生津。

【鉴别要点】

望特征：

（1）鲜地黄 药材纺锤形或条形，表面浅红黄色。肉质，易断。断面皮部淡黄白色，可见橘红色油点，木部黄白色，导管呈放射状排列。

（2）生地黄 不规则的团块或长圆形，中间膨大，两端稍尖。表面棕黑色或棕灰色，极皱缩，具不规则的横曲纹。体轻，质较软，不易折断。断面棕黑色或乌黑色，有光泽，具黏性。（图3-92、图3-93）

尝其味：味微甜、微苦。

辨佳品：以块大、体重、断面乌黑色为佳。

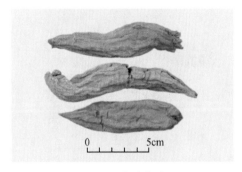

图3-92　生地黄外形

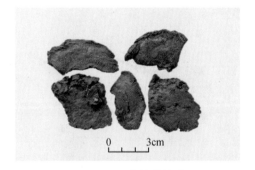

图3-93　生地黄饮片

【炮制规格及临床应用】

**1.鲜地黄** 切厚片或绞汁。清热、凉血、止血、生津。

**2.生地黄** 切厚片。性寒，为清热凉血之品，具有养阴清热、凉血生津的功能。

**3.熟地黄** 生地黄酒蒸或直接蒸至黑润。表面乌黑发亮，质滋润而柔软（图3-94～图3-96），易粘连。味甜，或微有酒气。熟地黄可使药性由寒转温，味由苦转甜，功能由清转补。具有滋阴补血、益精填髓的功能。

**4.生地黄炭** 表面焦黑色，质轻松鼓胀，外皮焦脆，中心呈棕黑色并有蜂窝状裂隙（图3-97）。有焦苦味。入血分凉血止血，用于吐血、尿血、崩漏。

**5.熟地黄炭** 形如生地黄炭，色泽加深而光亮。以补血止血为主，用于虚损性出血。

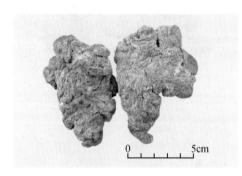

图 3-94 · 熟地黄外形

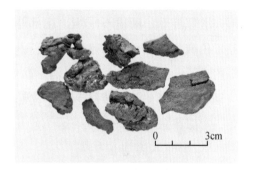

图 3-95 熟地黄饮片

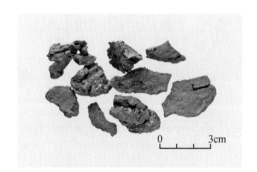

图 3-96 酒熟地黄饮片

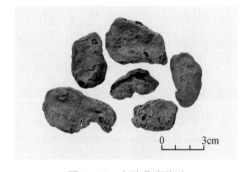

图 3-97 生地黄炭饮片

【附注】

1.因其地下块根为黄白色而得名。

2.《本草纲目》："根长四五寸，细如手指，皮赤黄色，如羊蹄根及胡萝卜根，曝干乃黑。"

# 巴戟天

【处方用名】巴戟肉、巴戟、杭巴戟、盐巴戟、制巴戟。

【来源】为茜草科植物巴戟天 *Morinda officinalis* How 的干燥根。

【功效】补肾壮阳，强筋健骨，祛风湿。

【鉴别要点】

望特征：呈圆柱形，微弯曲，直径 1～2cm。表面灰黄色或暗灰色，具纵皱纹及深陷的横纹，外皮横向断裂而漏出木部，形似连珠，断面不平坦。皮部厚，淡蓝紫色或淡紫色，易与木部剥离，木部黄棕色或黄白色，木心表面有纵沟。简言之：肉厚心细，形似鸡肠，结节状，皮部淡黄色，木部黄棕色。（图3-98）

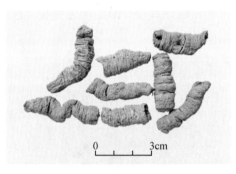

图3-98　巴戟天外形

尝其味：味甜带涩。

辨佳品：以条大、肥壮、连珠状、肉厚、色紫者为佳。

【炮制规格及临床应用】

**1. 巴戟天（巴戟肉）**　原药材除杂，洗净，蒸透，趁热除去木心或用水润透后除去木心，切段，干燥。生品以祛风除湿力胜。

**2. 盐巴戟**　巴戟段盐炙，质较软润（图3-99），味微咸。盐制后功专补肾，温而不燥，补肾助阳作用缓和。

**3. 制巴戟**　甘草汁制巴戟天段。表面微黄色（图3-100），味甜。甘草制后可增

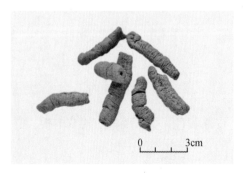

图3-99　盐巴戟天外形

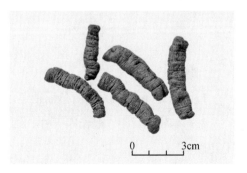

图3-100　制巴戟天外形

强补益作用，多用于补肾助阳、益气养血方中。

【附注】

1. 巴戟天与淫羊藿二者性味相近，均可补肾阳，强筋骨，祛风除湿。然淫羊藿辛、温之性较强，其辛散壮阳之力较峻，且温中寓燥，二药有一缓、一竣，一润、一燥之不同。盐巴戟天擅入肾经，补肾功强，用于肾亏阳痿、早泄不孕。

2. 本品为攀援藤本，攀附他物向上生长，曰"戟天"，原产巴郡，今四川省，故名。

# 天花粉

【处方用名】天花粉、栝楼根、花粉、楼根。

【来源】为葫芦科植物栝楼 *Trichosanthes kirilowii* Maxim. 或双边栝楼 *T. rosthornii* Harms 的干燥根。

【功效】清热泻火，生津止渴，消肿排脓。

【鉴别要点】

望特征：呈不规则圆柱形，纺锤形或瓣块状，直径 1.5 ~ 6 cm。表面黄白色或淡黄棕色。断面白色或淡黄色，富粉性。纵剖面可见黄色条纹；横断面可见黄色小孔（导管），呈放射状排列。（图 3-101 ~ 图 3-103）

尝其味：味微苦。

辨佳品：以色白、质坚实、粉性足者为佳。

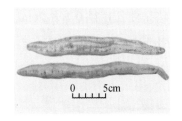
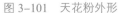
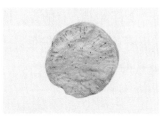
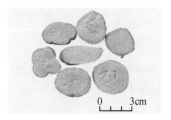

图 3-101　天花粉外形　　　图 3-102　天花粉断面　　　图 3-103　天花粉饮片

【炮制规格】切段或纵剖成瓣，生用。

【附注】

1.《新修本草》："用栝楼根做粉，如作葛粉法，洁白美好。"天花，雪也，故名"天花粉"。

2.《本草纲目》："其根直下生，年久者长数尺。秋后掘者结实有粉，夏月掘者有筋无粉，不堪用。"

3.天花粉与山药断面均为白色（图3-104、图3-105），富粉性。但天花粉断面有黄色小孔略呈放射状排列。

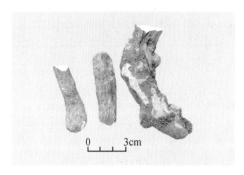

图3-104　山药外形

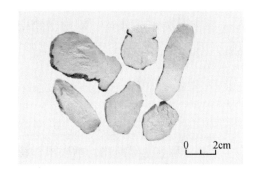

图3-105　山药饮片

# 桔　梗

【处方用名】桔梗。

【来源】为桔梗科植物桔梗 *Platycodon grandiflorum*（Jacq.）A. DC. 的干燥根。趁鲜剥去外皮或不去外皮。

【功效】宣肺，利咽，祛痰，排脓。

【鉴别要点】

望特征：圆柱形或纺锤形，下部渐细，有的有分枝，略扭曲，直径0.7～2cm。表面白色或淡黄白色，不去外皮者黄棕色至灰棕色。具纵扭皱沟，并有横向皮孔样瘢痕及支根痕，上部有横纹。有的顶端有较短的根茎"芦头"，其上有数个半月形的茎痕。质脆，易折断。断面不平坦，形成层环棕色，皮部类白色，有裂隙，木部淡黄白色。（图3-106～图3-108）

闻其气：气微。

尝其味：味微甜后苦。

辨佳品：以根肥大、色白、质坚实、

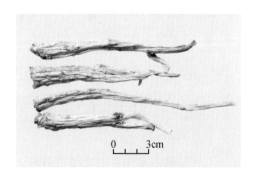

图3-106　桔梗外形

味苦者为佳。

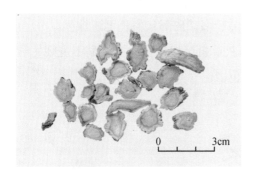

图 3-107　桔梗饮片

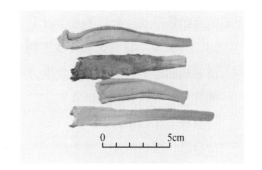

图 3-108　桔梗纵剖片

【炮制规格】切厚片，生用。

【附注】

1.《本草纲目》："此草之根结实而梗直，故名。……桔梗、荠苨乃一类，有甜苦二种，故《神农本草经》桔梗一名荠苨，而今俗呼荠苨为甜桔梗也。"

2. 桔梗的嫩茎叶和根均可供蔬食。盛产于中国东北部地区，是朝鲜族的特色菜。

# 党　参

【处方用名】党参、炒党参、炙党参。

【来源】为桔梗科植物党参 *Codonopsis pilosula*（Franch.）Nannf.、素花党参 *C. Pilosula* Nannf. var. *modesta*（Nannf.）L. T. Shen 或川党参 *C. tangshen* Oliv. 的干燥根。按产地分为潞党参、素花党参（又称西党参）、川党参。

【功效】补中益气，健脾益肺。

【鉴别要点】

望特征：

（1）潞党参　根呈长圆柱形，稍弯曲，表面黄棕色至灰棕色，根头部有多数疣状突起的茎痕及芽，习称"狮子盘头"，每个茎痕的顶端呈凹下的圆点状。野生品的根头下有致密的横环纹，几达全长的一半；栽培品横纹少或无。全体有纵皱纹及散在的横长皮孔样突起，支根断落处常有黑褐色胶状物。质稍硬或略带韧性。断面稍平坦，有裂隙或放射状纹理，皮部淡黄白色至淡棕色，木部淡黄色。（图 3-109、

图 3-110 ）

（2）素花党参（西党参）　与潞党参性状不同点：表面黄白色至灰黄色，根头下有致密的横环纹达全长的一半以上。断面裂隙较多，皮部灰白色至淡棕色。

（3）川党参　与潞党参性状不同点：表面灰黄色至淡棕色，有明显不规则的纵沟。质较软而结实；断面裂隙较少，皮部黄白色。

闻其气：气微，有特殊香气。

尝其味：味微甜。

辨佳品：以条粗壮、质柔润、气味浓、嚼之无渣者为佳。

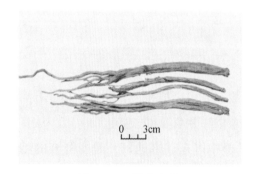

图 3-109　党参外形

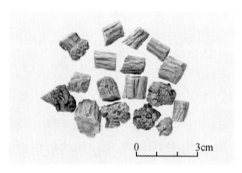

图 3-110　党参饮片

【炮制规格及临床应用】

1.党参　原药材润透切厚片。生品以益气生津力胜。

2.米炒党参　米炒后表面老黄色（图3-111），气味焦香，增强健脾止泻的作用。

3.蜜炙党参　呈黄棕色，显光泽，味甜。蜜炙取其甘缓，增强补中益气的作用，又能润燥养阴。

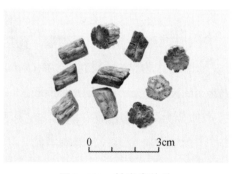

图 3-111　炒党参饮片

【附注】

因以山西上党者最有名，故名党参。党参之名始见于《本草从新》，据载："参须上党者佳。根有狮子盘头者真，硬纹者伪也。"

# 苍 术

【处方用名】苍术、茅苍术、炒苍术、焦苍术、茅苍术、北苍术。

【来源】为菊科植物茅苍术 *Atractylodes lancea*（Thunb.）DC. 或北苍术 *Atractylodes chinensis*（DC.）Koidz. 的干燥根茎。按产地分为茅苍术（南苍术）、北苍术。

【功效】燥湿健脾，祛风散寒，明目。

【鉴别要点】

望特征：

（1）茅苍术　药材呈不规则连珠状或结节状圆柱形，表面灰棕色，质坚实，断面黄白色或灰白色，散有多数橙黄色或棕红色油点，习称"朱砂点"；暴露稍久，可析出白毛状结晶，习称"起霜"。（图3-112、图3-113）

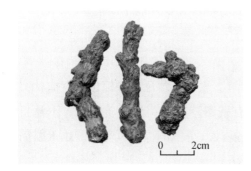

图3-112　苍术外形

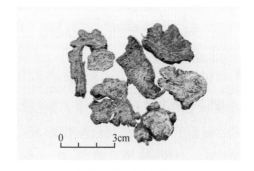

图3-113　苍术饮片

（2）北苍术　质较疏松，断面散有黄棕色油点，无白毛状结晶析出。

闻其气：茅苍术香气特异，北苍术香气较淡。

尝其味：味辛、苦。

辨佳品：以质坚实、断面朱砂点多、香气浓者为佳。

【炮制规格及临床应用】

**1.苍术**　不规则厚片，黄白色，散有朱砂点及起霜。生品温燥而辛烈，化湿和胃之力强，且能走表祛风湿。

**2.麸炒苍术**　麸炒后表面焦黄色（图3-114），香气较生品浓。能缓和燥性，气

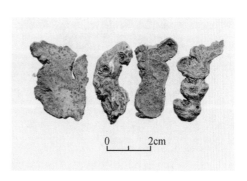

图3-114　麸炒苍术饮片

变芳香，增强了健脾燥湿的作用。

**3. 焦苍术**　苍术片炒焦。炒焦后表面焦褐色，香气微弱。辛燥之性大减，用于固肠止泻。

【附注】

1.《本草纲目》："苍术，山蓟也，处处山中有之。根如老姜之状，苍黑色，肉白有油膏。"

2. 陶弘景指出术有白术、赤术两种，赤术即是苍术。

3. 茅苍术，以产于江苏茅山一带者质量最好，故名茅苍术。

# 白　术

【处方用名】白术、土炒白术、炒白术。

【来源】为菊科植物白术 *Atractylodes macrocephala* Koidz. 的干燥根茎。

【功效】补气健脾，燥湿利水，止汗，安胎。

【鉴别要点】

望特征：药材呈不规则肥厚团块或拳状团块。表面灰黄色或灰棕色，有瘤状突起及断续的纵皱和沟纹，并有须根痕，顶端有残留茎基和芽痕。质坚硬，不易折断。断面不平坦，淡黄白色至淡棕色，略有菊花纹及分散的棕黄色油点。烘术断面角质样，色较深，有裂隙。（图 3-115、图 3-116）

闻其气：气清香。

尝其味：味甜微辛，嚼之略带黏性。

辨佳品：以表面灰黄色或灰棕色、嚼之略带黏性者为佳。

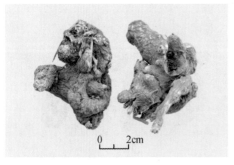

图 3-115　白术外形

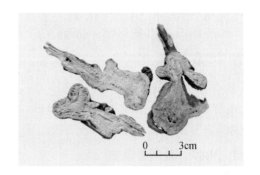

图 3-116　白术饮片

【炮制规格及临床应用】

**1.白术** 不规则厚片。生用可健脾燥湿，利水消肿。

**2.土炒白术** 表面杏黄土色（图 3-116），附有细土末。以健脾止泻为胜。

**3.麸炒白术** 表面黄棕色或棕褐色，偶见焦斑（图 3-117），有焦香气。能缓和燥性，增强健脾作用。

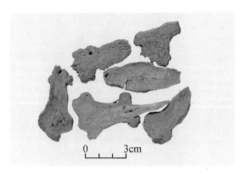

图 3-116　土炒白术饮片

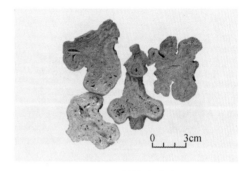

图 3-117　麸炒白术饮片

【附注】

1.陶弘景指出术有白术、赤术两种。因其断面黄白色，故为白术。

2.云头状白术根茎上细下粗呈鸡腿状，俗称"云头鸡腿"。

# 泽 泻

【处方用名】泽泻、淡泽泻、建泽泻、盐泽泻、炒泽泻。

【来源】为泽泻科植物泽泻 *Alisma orientale*（Sam.）Juzep. 的干燥块茎。

【功效】利水渗湿，泄热，化浊降脂。

【鉴别要点】

望特征：药材呈类球形，表面黄白色或淡黄棕色，未除去粗皮者显淡棕色，有不规则的横向环状浅沟纹及多数细小突起的须根痕，底部有的有瘤状芽痕。质坚实，断面黄白色，粉性，有多数细孔。（图 3-118、图 3-119）

尝其味：味微苦。

辨佳品：以块大、黄白色、光滑、质充实、粉性足者为佳。

【炮制规格及临床应用】

**1.泽泻** 原药材润透，切厚片。为圆形厚片，片面黄白色，有多数细孔。周边

黄白色，有须根痕。质坚，粉性。味微苦。生品长于利水泄热。

**2. 盐泽泻**　泽泻片盐炙。盐泽泻微黄色，偶见焦斑，味微咸。盐炙后能引药下行，并能增强泄热作用，利尿而不伤阴。

**3. 麸炒泽泻**　麸皮炒泽泻片。麸炒后偶见焦斑，微有焦香气。寒性缓和，长于渗湿和脾，降浊以升清。

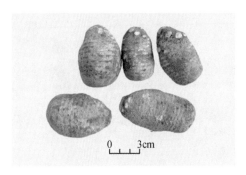

图 3-118　泽泻外形

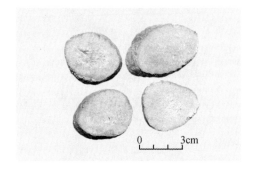

图 3-119　泽泻饮片

【附注】

1.《本草纲目》："去水曰泻，如泽水之泻也。"

2. 泽泻、茯苓、猪苓：三者均能渗水利湿而利尿消肿，常三者同用。然泽泻性寒，能泄热，清相火；茯苓则能益心脾，安心神；而猪苓只能渗湿利尿。

3. 本品全株有毒，以地下根头为甚。中毒症状：腹痛、腹泻等消化道症状，还能引起麻痹。解救方法：口服或胃管注入大量温开水，或淡盐水。

# 香　附

【处方用名】香附、炙香附、醋香附、四制香附、酒香附、香附炭。

【来源】为莎草科植物莎草 *Cyperus rotundus* L. 的干燥根茎。

【功效】疏肝解郁，理气宽中，调经止痛。

【鉴别要点】

望特征：药材多呈纺锤形，长 2～3.5cm，直径 0.5～1cm。表面棕褐色或黑褐色，并有 6～10 个略隆起的环节；"毛香附"在节上常有棕色的毛须及须根痕；去净毛须者较光滑，环节不明显。质硬，经蒸煮者断面棕黄色或棕红色，角质样；生晒者断面色白显粉性，内皮层环纹明显，中柱色较深，点状维管束散在。（图

3-120、图 3-121）

闻其气：气香。

尝其味：味微苦。

辨佳品：以个大、质坚实、色棕褐、香气浓者为佳。

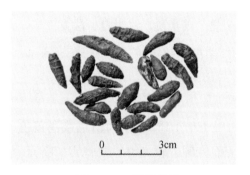

图 3-120　香附外形

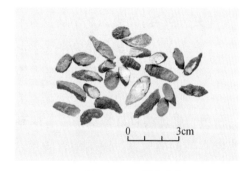

图 3-121　香附饮片

【炮制规格及临床应用】

**1.香附**　原药材除去毛须，切厚片或碾碎。外表皮棕褐色或黑褐色，断面黄白色而显粉性，内皮层环纹明显。质硬，气香，味微苦。生品上行胸膈，外达肌肤，故多入解表剂中，以理气解郁为主。

**2.醋香附**　香附块或片醋炙，或香附醋蒸后切片或碾块。醋蒸法优于醋炙法。表面黄棕色或红棕色，角质样（图 3-122），略有醋气。能专入肝经，增强疏肝止痛作用，并能消积化滞。

**3.四制香附**　香附块或片加入生姜汁、米醋、黄酒、盐水拌匀，闷润，文火加热炒干。表面深褐棕色，内呈黄褐色，具清香气。以行气解郁，调经散结为主。

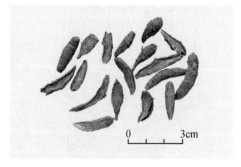

图 3-122　醋香附饮片

**4.酒香附**　香附块或片酒炙。表面红紫色，略具酒气。酒炙后，能通经脉，散结滞，多用于治寒疝腹痛。

**5.香附炭**　表面焦黑色，内部焦褐色。质脆，气焦香，味苦。性味苦涩，多用治妇女崩漏不止等证。

【附注】

1.原名"莎草"，《新修本草》始称香附子。

2. 莎草科粗根茎莎草 *Cyperus stoloniferus* Retz. 的根茎商品称为"大香附"，是香附的伪品。

# 半　夏

【处方用名】半夏、制半夏（清半夏）、清半夏、姜半夏、法半夏、法夏。

【来源】为天南星科植物半夏 *Pinellia ternata*（Thunb.）Breit. 的干燥块茎。

【功效】燥湿化痰，降逆止呕，消痞散结；外用消肿止痛。

【鉴别要点】

望特征：药材呈类球形，有的稍偏斜，直径 1 ～ 1.5cm。表面白色或浅黄色，顶端有凹陷的茎痕，周围密布麻点状根痕；下面钝圆，较光滑。质坚实，断面洁白，富粉性。有毒。（图 3-123）

尝其味：味辛辣，麻舌而刺喉。

辨佳品：以色白、质坚实、粉性足者为佳。

【炮制规格及临床应用】

**1. 半夏**　除去杂质，用时捣碎。生半夏多外用，消肿散结。

**2. 清半夏**　取净半夏加 8% 白矾浸泡（加白矾能减轻麻舌刺喉的感觉）。成品为椭圆形、类圆形或不规则的片状。切面淡灰色至灰白色，可见灰白色点状或短线状维管束迹（图 3-124）。质脆，易折断，断面略呈角质样。气微，味微涩、微有麻舌感。清半夏长于燥湿化痰。

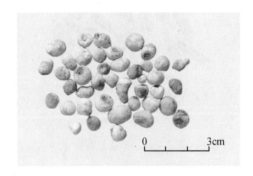

图 3-123　半夏外形

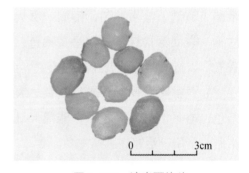

图 3-124　清半夏饮片

**3. 姜半夏**　取净半夏加生姜、白矾煮透，切薄片。姜半夏呈片状、不规则颗粒状或类球形。表面为棕色至棕褐色。切面淡黄棕色，常具角质样光泽（图 3-125）。

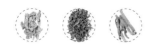

质硬脆。气微香，味淡、微有麻舌感，嚼之略黏牙。姜半夏偏于降逆止呕。

**4.法半夏**　取净半夏加辅料甘草、石灰液，反复浸泡。该品呈类球形或破碎成不规则颗粒状。表面淡黄白色、黄色或棕黄色。质较松脆或硬脆，断面黄色或淡黄色（图 3-126），颗粒者质稍硬脆。气微，味淡略甘、微有麻舌感。法半夏善和胃燥湿。

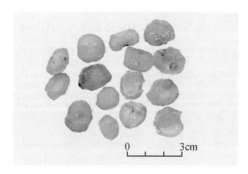

图 3-125　姜半夏饮片

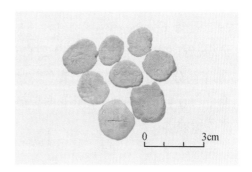

图 3-126　法半夏饮片

【附注】

1.《本草纲目》："五月半夏生。盖当夏之半也，故名。守田会意，水玉因形。"

2. 半夏全株有毒，块茎毒性较大，生食 0.1 ～ 1.8g 即可引起中毒。

3. 天南星科植物鞭檐犁头尖 *Typhonium flagelliforme*（Lodd.）Blume 的块茎，称为水半夏。水半夏呈椭圆形、圆锥形或半圆形，高 0.8 ～ 3cm，直径 0.5 ～ 1.5cm，表面类白色或淡黄色，不平滑，有多数隐约可见的点状根痕，上端类圆形，有凸起的芽痕，下端略尖（图 3-127），质坚实，断面白色，粉性。气微，味辛辣，麻舌而刺喉。

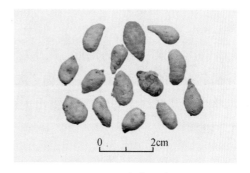

图 3-127　水半夏外形

早在 20 世纪 80 年代国内药学专家研究表明：水半夏的毒性为半夏的 3.2 倍，半夏的镇咳、镇吐作用均强于水半夏，水半夏无止呕作用。因此，半夏与水半夏为两种不同的中药，不能相互替代。

# 川贝母

【处方用名】松贝、贝母。

【来源】为百合科植物川贝母 *Fritillaria cirrhosa* D.Don、暗紫贝母 *F. unibracteata* Hsiao et K. C. Hsia、甘肃贝母 *F. przewalskii* Maxim.、梭砂贝母 *F. delavayi* Franch.、太白贝母 *F. taipaiensis* P. Y. Li、瓦布贝母 *F. unibracteata* Hsiao et K.C. Hsiavar *wabuensis*（S.Y.Tang et S.C.Yue）Z.D.Liu, S.Wang et S.C.Chen 的干燥鳞茎。按药材性状的不同分别习称"松贝""青贝""炉贝"和"栽培品"。

【功效】清热润肺，化痰止咳，散结消痈。

【鉴别要点】

望特征：

（1）松贝　呈类圆锥形或近球形，高 0.3～0.8cm，直径 0.3～0.9cm。表面类白色。外层鳞叶两瓣，大小悬殊，大瓣紧抱小瓣，未抱部分呈新月形，习称"怀中抱月"；顶部闭合，内有类圆柱形、顶端稍尖的心芽和小鳞叶 1～2 枚；先端钝圆或稍尖，底部平，微凹入，中心有 1 灰褐色的鳞茎盘，偶有残存须根。质硬而脆，断面白色，富粉性。（图 3-128）

（2）青贝　呈扁球形，高 0.4～1.4cm，直径 0.4～1.6cm。外层鳞叶 2 瓣，大小相近，相对抱合，顶端开裂，内有心芽和小鳞叶 2～3 枚及细圆柱形的残茎。（图 3-129）

（3）炉贝　呈长圆锥形，高 0.7～2.5cm，直径 0.5～2.5cm。表面类白色或浅棕褐色，有的具棕色斑点，习称"虎皮斑"。外层鳞叶 2 瓣，大小相近，顶部开裂而略尖，开口称"马牙嘴"，露出内部细小的鳞叶及心芽。基部稍尖或较钝。（图 3-130）

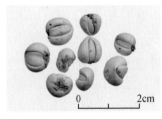

图 3-128　松贝外形

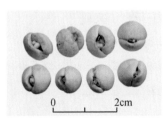

图 3-129　青贝外形

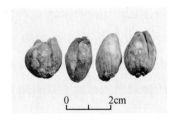

图 3-130　炉贝外形

（4）栽培品　呈类扁球形或短圆柱形，高 0.5～2cm，直径 1～2.5cm。表面类白色或浅棕黄色，有的具浅黄色斑点。外层鳞叶 2 瓣，大小相近，顶部多开裂而较平。

尝其味：味微苦。

辨佳品：以质坚、色白、粉性足者为佳。

【炮制规格】生用。

【附注】

1.《本草经集注》："形似聚贝子，故名贝母。"

2. 浙贝和川贝是一对在功能上相近的中药材。川贝又叫松贝、青贝、尖贝、岷贝、贝母等；浙贝也称象贝、大贝、球贝、元宝贝、贝母。历史上这两种贝母曾经长期混用，《本草纲目拾遗》将两者分开，谓川贝味甘而补肺，不若用象贝治风火痰嗽为佳，治虚寒咳嗽以川贝为宜。

3. 浙贝母呈扁球形，直径 1～2.5 cm，表面类白色，外层鳞叶两枚，较大而肥厚，略呈肾形，互相对合，其内有 2～3 枚小鳞叶及干缩的残茎。（图 3-131、图 3-132）

4.《新修本草》："贝母，叶似大蒜。四月蒜熟时，采之良。若十月，苗枯，根亦不佳也。"

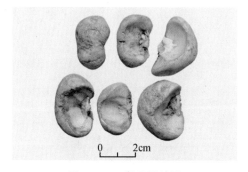

图 3-131　浙贝母外形

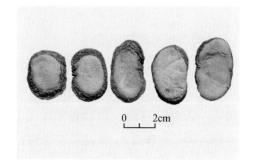

图 3-132　浙贝母饮片

# 知　母

【处方用名】知母、肥知母、知母肉、炒知母、盐知母。

【来源】为百合科植物知母 *Anemarrhena asphodeloides* Bge. 的干燥根茎。

【功效】清热泻火，滋阴润燥。

【鉴别要点】

望特征：

（1）毛知母　呈长条状，微弯曲，略扁。顶端有浅黄色的叶痕及茎基，习称"金包头"；上面有一凹沟，具紧密排列的环状节，节上密生黄棕色的残存叶基；下面隆起而略皱缩，并有凹陷或突起的点状根痕。质硬，易折断，断面黄白色。（图3-133、图3-134）

（2）知母肉　与毛知母性状不同点：表面白色。

尝其味：味微甜，略苦，嚼之带黏性。

辨佳品：以条肥大、质硬、断面黄白色为佳。

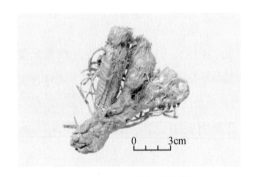

图3-133　毛知母外形

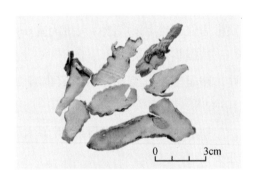

图3-134　知母饮片

【炮制规格及临床应用】

1. 知母　原药材，除去毛状物及杂质，润透，切厚片。呈不规则类圆形厚片或条状片。表面黄白色，周边棕色（毛知母）或黄白色（知母肉）。生品苦寒滑利，长于清热泻火、生津润燥，泻肺、胃之火尤宜生用。

2. 盐知母　净知母盐炙。炙后色泽加深，偶有焦斑（图3-135），略具咸味。盐

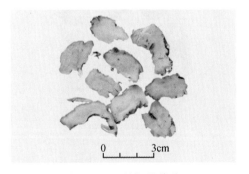

图3-135　盐知母饮片

炙可引药下行，专于入肾，能增强滋阴降火的作用，善清虚热。

【附注】

1.《神农本草经》："宿根之旁，初生子根，状如蚳之状，故谓之母，讹为知

母也。"

2. 采收时除去残基及须根，习称"毛知母"；鲜时剥去外皮晒干者，习称"知母肉"（光知母）。

3. 有的地区还用酒知母和麸炒知母。酒炒的目的是引药上行和降低寒邪之性，麸炒的目的是缓和寒滑之性，适用于脾虚便溏而肺有燥热的患者。

# 郁　金

【处方用名】郁金、醋郁金。

【来源】为姜科植物温郁金 *Curcuma wenyujin* Y. H. Chen et C. Ling、姜黄 *C. longa* L.、广西莪术 *C. kwangsiensis* S. G. Lee et C. F. Liang 或蓬莪术 *C. phaeocaulis* Val. 的干燥块根。前两者分别习称"温郁金"和"黄丝郁金"，其余按性状不同习称"桂郁金"或"绿丝郁金"。

【功效】活血止痛，行气解郁，清心凉血，利胆退黄。

【鉴别要点】

望特征（图 3-136、图 3-137）：

（1）温郁金　呈长圆形或卵圆形，稍扁，有的微弯曲，两端渐尖。表面灰褐色或灰棕色。质坚实，断面平滑，灰棕色，有角质样光泽，内皮层环纹明显。

（2）黄丝郁金　与温郁金性状不同点：呈纺锤形，有的一端细长。表面棕灰色或灰黄色。断面橙黄色，外周棕黄色至棕红色。

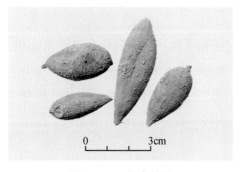

图 3-136　郁金外形

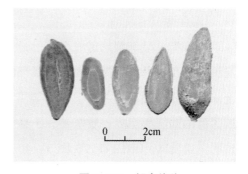

图 3-137　郁金饮片

（3）白丝郁金　与温郁金性状不同点：呈纺锤形，断面呈浅黄色或灰白色。

（4）绿丝郁金　与温郁金性状不同点：呈长椭圆形，较粗壮。

（5）桂郁金　与温郁金性状不同点：呈长圆锥形或长圆形，有的稍扁，大小相差悬殊。表面具疏浅纵纹或较粗糙网状皱纹。质较脆，易折断；断面呈浅棕色。

闻其气：温郁金有樟脑香气；黄丝郁金有浓姜味。

辨佳品：以质坚实、外皮皱纹细、断面色黄者为佳。

【炮制规格及临床应用】

1.郁金　原药材润透，切薄片。呈椭圆形或长条形薄片，切面灰棕色、橙黄色至灰黑色，角质样，内皮层环明显，质坚实。多生用，善疏肝行气以解郁。

2.醋郁金　郁金片醋炙。呈暗黄色（图3-138），略有醋气。醋炙后能引药入血，增强疏肝止痛作用。

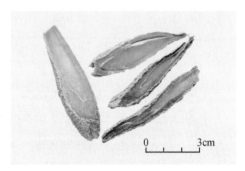

图3-138　醋郁金饮片

【附注】

《本草纲目》"震亨曰：郁金无香而性轻扬，能致达酒气于高远。古人用治郁遏不能升者，恐命名因此也。"

# 天　麻

【处方用名】天麻、赤箭。

【来源】为兰科植物天麻 *Gastrodia elata* Bl. 的干燥块茎。

【功效】息风止痉，平抑肝阳，祛风通络。

【鉴别要点】

望特征：呈椭圆形或长条形，略扁，皱缩而稍弯曲。表面黄白色至淡黄棕色，有纵皱纹及由潜伏芽排列而成的横环纹多轮，有时可见棕褐色菌索。顶端有红棕色至深棕色干枯芽苞，习称"鹦哥嘴"或"红小辫"；或为残留茎基。另端有自母麻脱落后的圆脐形疤痕。质坚硬，不易折断。断面较平坦，黄白色至淡棕色，饮片半透明，角质样。（图3-139、图3-140）

尝其味：味甘。

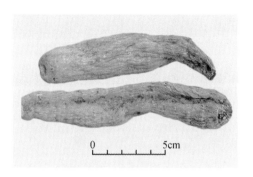

图 3-139　天麻外形

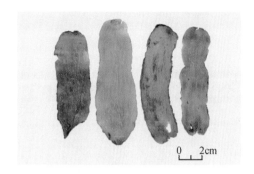

图 3-140　天麻饮片

辨佳品：以质地坚实沉重、有鹦哥嘴、断面明亮、无空心者（冬麻）质佳；质地轻泡、有残留茎基、断面色晦暗、空心者（春麻）质次。

【炮制规格】切薄片，生用。

【附注】

1. 原名赤剑。始载于《神农本草经》，列为上品。《新修本草》："赤剑是芝类。茎是箭杆，赤色，上端有花，叶赤色，远看如箭有羽……其根皮肉质，大类天门冬，唯无心脉尔。去根五六寸，有十余子卫之，似芋，可生啖之。"

2. 天麻为多年生寄生植物，寄主为密环菌。无根、无绿色叶片，不能进行光合作用制造营养，依靠体内的溶菌酶素（蛋白分解酶一类物质）溶解吸收密环菌的菌丝或菌丝的分泌物为营养来源。

3. 主产于四川、云南、贵州等省。

# 第四章　茎木类中药

## 沉　香

【处方用名】沉水香、落水香、沉香屑、沉香面、盔沉、海南沉香、伽南沉香。

【来源】为瑞香科植物白木香 *Aquilaria sinensis*（Lour.）Gilg 含树脂的木材。习称国产沉香、白木香和土沉香。

【功效】行气止痛，温中止呕，纳气平喘。

【鉴别要点】

望特征（图 4-1～图 4-3）：

（1）国产沉香（白木香）　呈不规则块状、片状或盔帽状。表面凹凸不平，有刀刻痕，可见黑褐色树脂与黄白色木质部相间的斑纹。质硬，大多不沉于水。燃烧时有黑色油状物渗出。

（2）进口沉香　呈圆柱状或不规则棒状，两端及表面有刀劈痕。表面黄棕色或灰黑色，可见黄褐色与棕褐色相间的斑纹，含树脂部分多呈黑褐色，微具光泽，横断面可见细密棕黑色斑点，能沉水或半沉水。

闻其气：有特异香气，燃烧时发浓烟及强烈香气。

辨佳品：以色黑、质坚硬、油性足、香气浓而持久、能沉水者为佳。

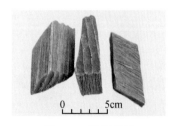

图 4-1　沉香外形

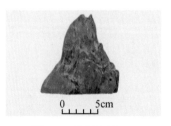

图 4-2　沉香树脂

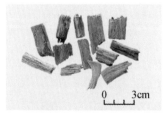

图 4-3　沉香饮片

【炮制规格】刨片或磨细粉，生用。

【附注】

1.《本草纲目》："木之心节置水则沉，故名沉水，亦曰水沉。半沉者为栈香，不沉者为黄熟香。"其黑色芳香，脂膏凝结为块，入水能沉，故称"沉香"。沉香，又名"沉水香""水沉香"。

2. 沉香可供熏香料。古来常说的"沉檀龙麝"之"沉"，就是指沉香。沉香香品高雅，而且十分难得，自古以来即被列为众香之首。与檀香不同，沉香并不是一种木材，而是一类特殊的香树"结"出的，混合了油脂（树脂）成分和木质成分的固态凝聚物。而这类香树的木材本身并无特殊的香味。

# 桑寄生

【处方用名】寄生、桑寄、广寄生、真桑寄生、真寄生、桑上寄生、北寄生、酒寄生。

【来源】为桑寄生科植物桑寄生 *Taxillus chinensis*（DC.）Danser 的干燥带叶茎枝。常寄生于桑、柿、柚、枸、槐、枫、龙眼、荔枝等植物上。

【功效】祛风湿，补肝肾，强筋骨，安胎元。

【鉴别要点】

望特征：茎枝呈圆柱形，直径0.1～1cm；表面红褐色或灰色。叶片多卷缩，具短柄，叶片展开后呈卵形或椭圆形，全缘，表面黄褐色，革质；幼叶被棕红色细毛。茎坚硬，断面不整齐，皮部红棕色，易与木部分离，中央有小形的髓。（图4-4）

辨佳品：以枝细嫩，色红褐，叶多者为佳。

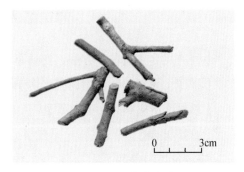

图4-4　桑寄生饮片

【炮制规格】切厚片或段，生用。

【附注】

1. 桑寄生入药始载于《神农本草经》，名"桑上寄生"。

2. 历史上，槲寄生和桑寄生用名较为混乱，且由于二者功效相似及用药习惯的沿袭，临床上一直是混用的。从《名医别录》到《本草纲目》的一些本草著作，关

于桑寄生一项大都指槲寄生。直至近代，1918 年《植物学大辞典》将 Lorantheceae 译为槲寄生，于是"槲寄生"一词在药学界广为应用。到 1977 年版《中华人民共和国药典》已将槲寄生与桑寄生分别列为两种中药，它们分属桑寄生科的桑寄生属和槲寄生属。目前国外专门的分类学家已将寄生分为两个科，桑寄生科 Loranthaceae 和槲寄生科 Viscaceae。二者主要区别为：桑生科植物的花较大，约为 5mm，而槲寄生科植物花较小，约为 2mm，并且桑寄生花的颜色较槲寄生鲜艳。（图 4-5、图 4-6）

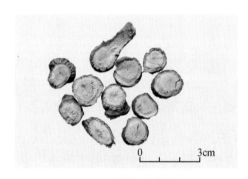

图 4-5　槲寄生饮片

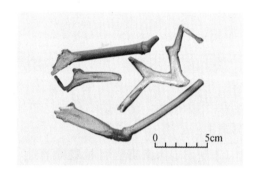

图 4-6　槲寄生饮片（斜片）

# 通　草

【处方用名】通花、方通、丝通草、通脱木、朱通草。

【来源】为五加科植物通脱木 *Tetrapanax papyrifer*（Hook.）K.Koch 的干燥茎髓。

【功效】清热利尿，通气下乳。

【鉴别要点】

望特征：呈圆柱形，直径 1 ～ 2.5cm，表面白色或淡黄色。体轻，质松软，稍有弹性，易折断，断面平坦，显银白色光泽，中部有空心或半透明的薄膜，纵剖面呈梯状排列，实心者少见。水浸有黏滑感。（图 4-7、图 4-8）

辨佳品：以条粗壮、色洁白、有弹性、空心有隔膜者为佳。

【炮制规格】生用。商品"方通"系将通草做纵向旋刨而成的厚约 0.5mm 的薄片，再切成约 10cm 见方的片状物，表面白色微有光泽；"通丝"则为细长碎纸片状，宽约 3 ～ 5mm，长短不等。

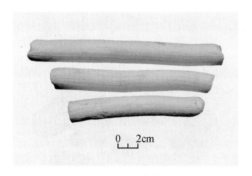

图 4-7 通草外形

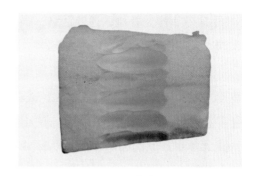

图 4-8 通草段纵切面

【附注】

1. 明代陈嘉谟曰："白瓤中藏，脱木得之，故名通脱。"李时珍曰："今之通草，乃古之通脱木也。"

2. 小通草为旌节花科植物喜马山旌节花、中国旌节花或山茱萸科植物青荚叶的干燥茎髓。小通草直径 0.5～1cm，表面白色或淡黄色，断面平坦，无空心，显银白色光泽（图 4-9）。具有清热、利尿、下乳的功效。

3. 灯心草为灯心草科植的干燥茎髓。细圆柱形，长达 90cm，直径 0.1～0.3cm。表面白色或淡黄白色，体轻、质软、略有弹性，易拉断（图 4-10）。具有清心火、利小便的功效。

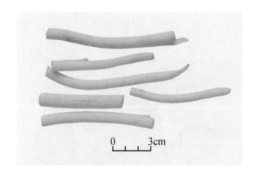

图 4-9 小通草外形

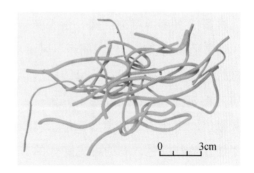

图 4-10 灯心草外形

# 鸡血藤

【处方用名】血风藤、红藤、活血藤、大血藤。

【来源】为豆科植物密花豆 *Spatholobus suberectus* Dunn 的干燥藤茎。

【功效】行血补血，通经活络，强筋骨。

【鉴别要点】

望特征：茎呈扁圆柱形，折断面呈不整齐的裂片状。切面木部呈淡红色或棕色，有多数小孔（导管）。横切面可见小型的髓偏向一侧，皮部内侧树脂样分泌物红棕色或黑棕色，与淡红色的木部相间排列呈3～8轮偏心性半圆形的环。（图4-11）

问药名：鸡血藤茎被切断后，其木质部就立即出现淡红棕色，不久慢慢变成鲜红色汁液流出来，很像鸡血，因此称为鸡血藤。

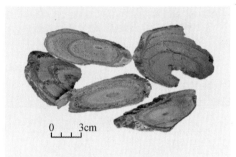

图4-11　鸡血藤饮片

辨佳品：以树脂状分泌物多者为佳。

【炮制规格】切片或切段，生用。

【附注】

1. 豆科植物白花油麻藤 *Mucuna birdwoodiana* Tutcher. 的干燥藤茎常作鸡血藤用。

2. 由于大血藤与鸡血藤均为藤茎类药材，在砍断时都有红褐色血液状汁液流出，故临床常见混用现象。两者来源、功效等方面差异较大。大血藤为木通科植物大血藤的藤茎，习称红藤。性平味苦，归大肠、肝经。功能清热解毒、活血、祛风，主治肠痈腹痛、经闭痛经、风湿痹痛、跌打肿痛。药材性状：茎呈圆柱形，略弯曲，长30～60cm，直径1～3cm。表面灰棕色，粗糙，外皮常呈鳞片状剥落，剥落处显暗红棕色，有的可见膨大的节及略凹陷的枝痕或叶痕。质硬，断面皮部红棕色，有六处向内嵌入木部。木部黄白色，有多数细孔状导管，射线呈放射状排列。气微，味微涩。（图4-12）

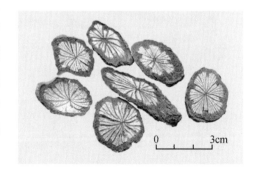

图4-12　大血藤饮片

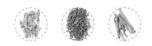

## 第五章　皮类中药

# 桑白皮

【处方用名】桑白皮、桑根白皮、炙桑白皮、蜜桑皮。

【来源】为桑科植物桑 *Morus alba* L. 的干燥根皮。

【功效】泻肺平喘，利水消肿。

【鉴别要点】

望特征：呈扭曲的卷筒状、板片状或两边向内卷成槽状。外表面白色或淡黄白色，平坦，偶有残留未除净的橙黄色或棕黄色鳞片状粗皮；内表面黄白色或灰黄色，有细纵纹。体轻质韧，纤维性强，难折断，易纵向撕裂，撕裂时有白色粉尘飞扬。（图 5-1）

尝其味：味微甘。

辨佳品：以色白、皮厚、粉性足者为佳。

【炮制规格及临床应用】

**1. 桑白皮**　原药材切丝。生品性寒，泻肺行水之力较强，多用于水肿尿少、肺热痰多的咳喘。

**2. 蜜桑白皮**　桑白皮丝蜜炙。蜜炙后深黄色（图 5-2），质滋润，略有光泽，有蜜香气，味甜。寒泻之性缓和，偏于润肺止咳，多用于肺虚咳喘，并常与补气药或

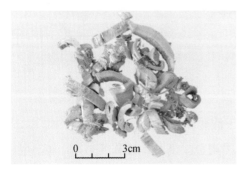

图 5-1　桑白皮丝饮片

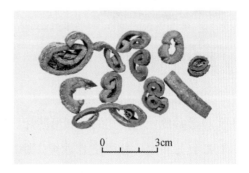

图 5-2　蜜桑白皮丝

养阴药合用。

【附注】

1. 桑有数种，白桑的根皮为桑白皮。

2. 华桑 *M.cathayan*a Hemsl.、鸡桑 *M. australis* Poir. 的根皮也作桑白皮用。

# 牡丹皮

【处方用名】牡丹皮、粉牡丹皮、炒丹皮、丹皮炭。

【来源】为毛茛科植物牡丹 *Paeonia suffruticosa* Andr. 的干燥根皮。剖取皮部，抽去木心，称"原丹皮"；若先刮去外皮，再剥取皮部晒干的，称"刮丹皮"或"粉丹皮"。

【功效】清热凉血，活血化瘀。

【鉴别要点】

望特征：原丹皮呈筒状或半筒状，有纵剖开的裂缝。外表面灰褐色或黄褐色（刮丹皮外表面粉红色或淡红色）。内表面淡灰黄色或浅棕色，常见发亮的结晶（丹皮酚）。质硬脆，折断面较平坦，粉性，灰白色至粉红色。（图5-3～图5-5）

闻其气：有特殊香气。

尝其味：味苦而涩，有麻舌感。

辨佳品：一般以条粗长、皮厚、无木心、断面白色、粉性足、结晶多、香气浓者为佳。

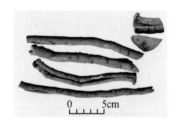
图 5-3 原丹皮外形

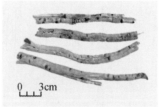
图 5-4 刮丹皮外形

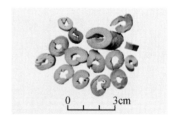
图 5-5 牡丹皮饮片

【炮制规格及临床应用】

**1. 牡丹皮** 为中空的类圆形薄片。生品长于清热凉血，活血散瘀。

**2. 牡丹皮炭** 牡丹皮片炒炭。炒炭后表面黑褐色。清热凉血作用较弱，具止血凉血作用，常用于血热出血。

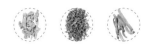
【附注】

1.《本草纲目》谓："牡丹以色丹者为上，虽结子而根上生苗，故谓之牡丹。"

2. 陶弘景："牡丹，今东间亦有。色赤者为好，用之去心。"

# 厚 朴

【处方用名】厚朴、川厚朴、姜厚朴、制厚朴。

【来源】为木兰科植物厚朴 *Magnolia officinalis* Rehd. et Wils. 或凹叶厚朴 *Magnolia officinalis* Rehd. et Wils. var. *biloba* Rehd. et Wils. 的干燥干皮、枝皮和根皮。

【采收加工】剥取的干皮置沸水中微煮，堆置阴湿处，发汗至内表面变紫褐色或棕褐色时，再蒸软，卷成筒状，晒干或炕干。根皮及枝皮剥下后可直接阴干。

干皮置沸水中微煮后，堆置"发汗"至内表面变紫褐色或棕褐色时，蒸软，取出，卷成筒状，干燥。

【功效】燥湿消痰，下气除满。

【鉴别要点】

望特征：

（1）干皮（筒朴、靴筒朴）　呈卷筒状或双卷筒状，习称"筒朴"；近根部干皮一端展开如喇叭口，习称"靴筒朴"。外表面灰棕色或灰褐色，粗糙，有时呈鳞片状，易剥落，有明显的椭圆形皮孔；刮去粗皮者显黄棕色。内表面紫棕色或深紫褐色，划之显油痕。断面颗粒性，外部灰棕色，内部紫褐色或棕色，富油性，有时可见多数发亮的细小结晶。（图 5-6 ～图 5-8）

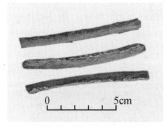
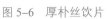

图 5-6　厚朴丝饮片

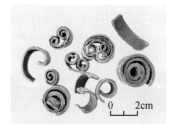

图 5-7　厚朴饮片（示双卷筒）

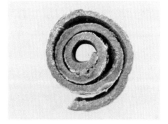

图 5-8　厚朴饮片（示断面）

（2）根皮（根朴）　与干皮性状不同点：根皮呈单筒状或不规则块片，有的弯曲似"鸡肠"，习称"鸡肠朴"，断面纤维性。

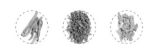

（3）枝皮（枝朴）　与干皮性状不同点：呈单筒状，断面纤维性。

闻其气：气香。

尝其味：味辛辣、微苦。

辨佳品：以皮厚、肉细、油性足、内表面紫棕色且有发亮结晶物、香气浓者为佳。

【炮制规格及临床应用】

**1. 厚朴**　原药材刮去粗皮，润透，切丝。为弯曲的丝条状。生品辛辣峻烈，对咽喉有刺激性，故一般内服都不生用。

**2. 姜厚朴**　厚朴姜炙。姜厚朴色泽加深，略具姜的辛辣气味。姜制后可消除对咽喉的刺激性，并可增强宽中和胃的功效。

【附注】

1. 主产于四川、湖北、浙江、江西等省。

2. 研究表明，厚朴叶可代替厚朴用，用量应为厚朴的 5 倍。

# 肉　桂

【处方用名】肉桂、玉桂、上玉桂、油肉桂、紫油桂、赤油桂、上肉桂、上油桂、广肉桂、黄瑶肉桂、安南肉桂、安南桂、清化肉桂、官桂、肉桂心。

【来源】为樟科植物肉桂 *Cinnamomum cassia* Presl 的干燥树皮。

【功效】补火助阳，引火归原，散寒止痛，温通经脉。

【鉴别要点】

望特征：呈槽状或卷筒状，外表面灰棕色，有横向突起的皮孔，有时可见灰白色的地衣斑；内表面红棕色，划之可见油痕。质硬而脆，易折断。断面不平坦，外层呈棕色而较粗糙，内层红棕色而油润，中间有一条黄棕色的线纹。（图 5-9、图 5-10）

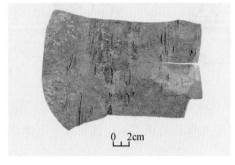

图 5-9　肉桂外形（正）

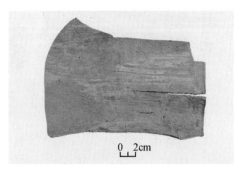

图 5-10　肉桂外形（反）

闻其气：有浓烈的香气。

尝其味：味甜、辣。

辨佳品：以不破碎、体重、外皮细、肉厚、断面色紫、油性大、香气浓厚、味甜辣、嚼之渣少者为佳。

【炮制规格】用时捣碎，生用。

【附注】

1. 主产于广东、广西等省区。

2. 肉桂的干燥嫩枝为桂枝，干燥幼果为桂子。

3. 据采收加工方法不同，肉桂有如下加工品：①桂通（官桂）：剥取 5 ～ 6 年幼树的干皮和粗枝皮，不经压制，自然卷曲成筒状，长约 30cm，直径 2 ～ 3cm；②企边桂（图 5–11）：剥取十年生以上的干皮，将两端削成斜面，突出桂心，夹在木制的凹凸板中间，压成浅槽状，长约 40cm，宽 6 ～ 10 cm；③板桂：剥取老年树近地面的干皮，夹在木制的桂夹内，压成扁平状；④桂碎：在桂皮加工过程中的碎块，多供香料用。

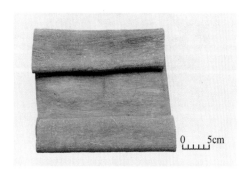

图 5–11 企边桂外形

# 杜 仲

【处方用名】杜仲、川杜仲、炒杜仲、盐杜仲。

【来源】为杜仲科植物杜仲 *Eucommia ulmoides* Oliv. 的干燥树皮。

【功效】补肝肾，强筋骨，安胎。

【鉴别要点】

望特征：呈扁平的板片状或两边稍向内卷的块片。外表面淡灰棕色或灰褐色，内表面暗紫色，光滑。质脆，易折断。断面有细密、银白色、富弹性的胶丝相连，一般可拉至 1cm 以上才断丝。（图 5–12）

尝其味：嚼之有胶丝感。

辨佳品：以皮厚、块大、去净粗皮、内表面暗紫色、断面丝多者为佳。

【炮制规格及临床应用】

**1. 杜仲**　原药材切丝或块。生杜仲性温偏燥，能温补肝肾，强筋骨。

**2. 盐杜仲**　杜仲丝或块盐炙。颜色加深，有焦斑，丝易断，略有咸味（图5-13）。临床以炙用为主。盐炙后可直达下焦，温而不燥，能增强补肝肾的作用。

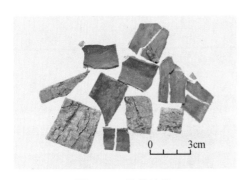

图 5-12　杜仲饮片

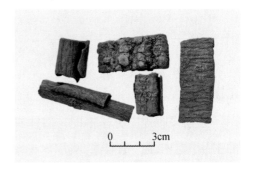

图 5-13　盐杜仲饮片

【附注】

1.《本草纲目》："昔有杜仲服此得道，因以名之。"《名医别录》："状如厚朴，折之多白丝者为佳。"

2. 杜仲叶：本品多破碎，完整叶片展平后呈椭圆形或卵形，表面黄绿色或黄褐色。质脆，搓之易碎，折断面有少量银白色橡胶丝相连。功效补肝肾，强筋骨。

3. 春、夏剥取栽植近十年的树皮，趁鲜刮去粗皮，堆置"发汗"至内皮紫褐色时，取出晒干。

# 黄　柏

【处方用名】黄柏、川黄柏、盐黄柏、酒黄柏、黄柏炭。

【来源】为芸香科植物黄皮树 *Phellodendron chinense* Schneid. 的干燥树皮。

【功效】清热燥湿，泻火除蒸，解毒疗疮。

【鉴别要点】

望特征：呈板片状或浅槽状。外表面黄棕色或黄褐色。内表面暗黄色或棕黄色，具细密的纵棱纹。断面深黄色，裂片状分层，纤维性。（图5-14）

尝其味：味极苦，嚼之有黏性，可使唾液染成黄色。

辨佳品：以皮厚、断面色黄者为佳。

【炮制规格及临床应用】

**1.黄柏** 取原药材，刮去残留的粗皮，润透，切丝或块。微卷曲的丝或小方块。表面黄褐色或黄棕色，切面鲜黄色。体轻，质脆，易折断。生品苦燥，性寒而沉，泻火解毒和燥湿作用较强。

**2.盐黄柏** 黄柏丝或块盐炙。盐黄柏深黄色，有少量焦斑（图5-15），味苦微咸。可缓和苦燥之性，增强滋阴降火、退虚热的作用。

**3.酒黄柏** 黄柏丝或块酒炙。酒黄柏深黄色，有少量焦斑（图5-16），略带酒气，味苦。可降低苦寒之性，免伤脾阳，并借酒升腾之力，引药上行，清上焦之热。

**4.黄柏炭** 黄柏丝或块炒炭。炒炭后表面焦黑色，内部深褐色（图5-17），味苦涩。清湿热之中兼具涩性。

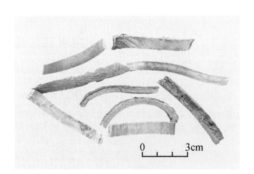

图5-14 黄柏丝饮片

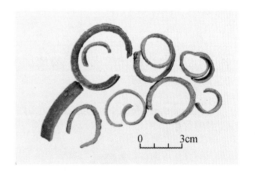

图5-15 盐黄柏丝饮片

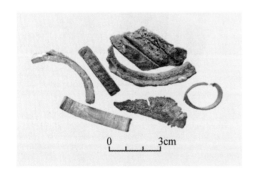

图5-16 酒黄柏饮片

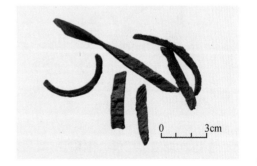

图5-17 黄柏炭饮片

【附注】黄柏在切制前，水处理时要掌握好"水头"，若吸水过多，容易发黏，不易切片。

# 秦 皮

【处方用名】秦皮、秦白皮、北秦皮。

【来源】为木犀科植物苦枥白蜡树 *Fraxinus rhynchophylla* Hance、白蜡树 *F. Chinensis* Roxb.、尖叶白蜡树 *F. szaboana* Lingelsh. 或宿柱白蜡树 *F. Stylosa* Lingelsh. 的干燥枝皮或干皮。

【功效】清热燥湿，收涩止痢，止带，明目。

【鉴别要点】

望特征：

（1）枝皮　卷筒状或槽状，外表面灰白色、灰棕色至黑棕色或相间呈斑状，平坦或稍粗糙，密布圆点状灰白色的皮孔；内表面黄白色或黄棕色。质硬而脆，折断面纤维性。（图5-18）

（2）干皮　与枝皮性状不同点：为长条状块片。外表面灰棕色，具龟裂状沟纹及红棕色圆形或横长的皮孔。易成层剥离呈裂片状。（图5-19）

尝其味：味苦。

辨佳品：以条长、外皮薄且光滑者为佳。

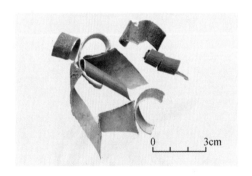

图 5-18　秦皮（枝皮）饮片

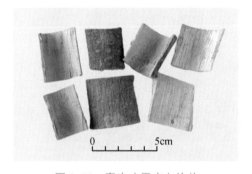

图 5-19　秦皮（干皮）饮片

【炮制规格】切丝，生用。

【附注】

1.《本草纲目》："秦皮本作梣。其木小而梣高，故以为名。人讹为木，又讹为秦。或云本出秦地，故得秦名也。"

2.《新修本草》："此树似檀，叶细，皮有白点而不粗错，取皮渍水便碧色，书纸看之皆青色者是真。"

# 第六章　叶类中药

## 大青叶

【处方用名】大青叶。

【来源】为十字花科植物菘蓝 *Isatis indigotica* Fort. 的干燥叶。

【功效】清热解毒，凉血消斑。

【鉴别要点】

望特征：药材多卷缩，破碎。完整叶片呈长椭圆形至长圆状倒披针形，先端钝圆，全缘或微波状，基部渐狭下延成翼状叶柄，叶柄长 4 ～ 10cm，淡棕黄色；上表面暗灰绿色，有的可见色较深稍突起的小点。（图 6-1）

尝其味：味微酸、苦、涩。

辨佳品：以叶大，色暗灰绿色者为佳。

【炮制规格】鲜用或晒干生用。

【附注】

1. 主产于河北、陕西、江苏、安徽等省。

2. 商品"大青叶"还有以下 3 种来源，蓼科植物蓼蓝 *polygonum tinctorium* Ait.（图 6-2）、爵床科植物马蓝 *Strobilanthes cusia*（Nees）O. Ktze.、马鞭草科植物路边青 *Clerodendrom cyrtophyllum* Turcz. 的干燥叶，功效与菘蓝叶类同。

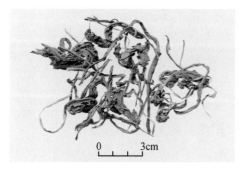

图 6-1　大青叶外形

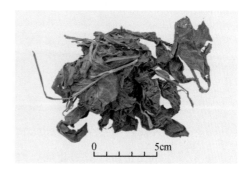

图 6-2　蓼大青叶外形

# 番泻叶

【处方用名】番泻叶。

【来源】为豆科植物狭叶番泻 *Cassia angustifolia* Vahl. 或尖叶番泻 *C.acutifolia* Delile. 的干燥小叶。

【功效】泻热行滞，通便，利水。

【鉴别要点】

望特征：

（1）狭叶番泻叶　小叶片多完整平坦，长卵形或卵状披针形，叶端急尖并有锐刺。上表面黄绿色，下表面浅黄绿色，陈叶呈浅棕色。革质。（图 6-3）

（2）尖叶番泻叶　与狭叶番泻叶性状不同点：呈披针形或长卵形，略弯曲，叶端短尖或微突，上下两面均有细短毛茸。

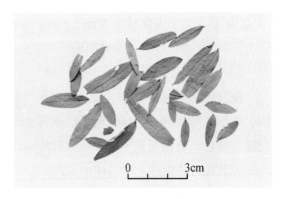

图 6-3　狭叶番泻叶外形

尝其味：味微苦，稍有黏性。

辨佳品：以干燥、叶片大而完整、色绿、梗少，无黄叶、碎叶、杂质者为佳。

【炮制规格及临床应用】生用。

【附注】

1. 产于印度南端丁内未利一带、埃及尼罗河中上游。

2. 据报道 90 天左右的尖叶番泻嫩叶，有效成分含量最高，为最佳采收期。

# 艾　叶

【处方用名】艾叶、醋艾叶、醋艾叶炭、艾叶炭。

【来源】为菊科植物艾 *Artemisia argyi* Levl. et Vant. 的干燥叶。

【功效】温经止血，散寒止痛，外用祛湿止痒。

【鉴别要点】

望特征：

（1）艾叶 多皱缩、破碎。完整叶展平后，叶片呈卵状椭圆形；羽状深裂，裂片边缘有不规则粗锯齿。上表面呈灰绿色或深黄绿色，有稀疏柔毛和白色腺点，下表面密被灰白色丝状绒毛。质地柔软。（图6-4）

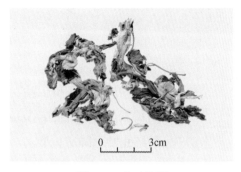

图 6-4 艾叶外形

（2）艾绒 与艾叶性状不同点：多呈棉絮状，绿白色。（图6-5）

闻其气：气清香。

尝其味：味苦。

辨佳品：一般以色青、背面灰白色、绒毛多、叶厚、质柔软、香气浓郁者为佳。

【炮制规格及临床应用】

1.艾叶 生品性燥，祛寒燥湿力强，但对胃有刺激性，故多外用。

2.醋艾叶 艾叶醋炙。呈微黑色，清香气淡，略具醋气。醋炙后温而不燥，并能缓和对胃的刺激性，增强逐寒止痛的作用。

3.醋艾叶炭 用中火炒艾叶至表面焦黑色，喷入米醋炒干。呈焦黑色碎片，多细末，有细条状叶柄，略带醋气。增强温经止血的作用。

4.艾叶炭 形如醋艾叶炭。辛散之性大减，缓和对胃的刺激性，增强温经止血的作用。

【附注】

1. 主产于山东、安徽、湖北、河北等省。

2. 艾叶经过反复晒杵、捶打、粉碎，筛除杂质、粉尘，而得到的软细如棉的物品，称为艾绒。艾绒是制作艾条的原材料，也是灸法所用的主要材料。

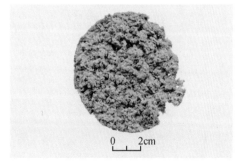

图 6-5 艾绒外形

# 枇杷叶

【处方用名】枇杷叶、炙枇杷叶、蜜炙枇杷叶。

【来源】为蔷薇科植物枇杷 *Eriobotrya japonica*（Thunb.）Lindl. 的干燥叶。

【功效】清肺止咳，降逆止呕。

【鉴别要点】

望特征：呈长圆形或倒卵形，长12～30cm，宽4～9cm。先端尖，基部楔形，边缘有疏锯齿，近基部全缘。上表面灰绿色、黄棕色或红棕色，较光滑；下表面密被黄色绒毛，主脉于下表面显著突起，侧脉羽状；叶柄极短，被棕黄色绒毛。（图6-6）

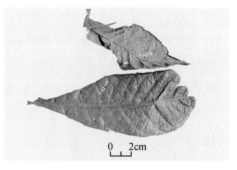

图6-6　枇杷叶外形

闻其气：无臭。

尝其味：味微苦。

辨佳品：以叶大、色灰绿、不破碎者为佳。

【炮制规格及临床应用】

**1.枇杷叶**　为丝条状。生品长于清肺止咳，降逆止呕。

**2.蜜枇杷叶**　枇杷叶蜜炙。蜜炙后能增强润肺止咳作用，多用于肺燥咳嗽。

【附注】

本品为药食两用中药品。主产广东、江苏、浙江、福建、湖北等地。

| 第七章 | 花类中药 |
|---|---|

# 丁　香

【处方用名】丁香、公丁香。

【来源】为桃金娘科植物丁香 *Eugenia caryophyllata* Thunb. 的干燥花蕾。

【功效】温中降逆，散寒止痛，温肾助阳。

【鉴别要点】

望特征：呈研棒状，花冠圆球形，花瓣4片，膜质，覆瓦状抱合，呈棕褐色或黄褐色，搓碎后可见众多黄色细粒状的花药。萼筒圆柱形，红棕色或棕褐色。质坚实，富油性。入水则萼筒部垂直下沉（与已去油的丁香区别）。（图7-1）

闻其气：气芳香浓烈。

尝其味：味辛辣，有麻舌感。

辨佳品：以完整、个大、油性足、颜色深红、香气浓郁、入水下沉者为佳。

【炮制规格】用时捣碎，生用。

【附注】

1. 主产印度尼西亚。我国海南、广东省有引种。

2. 丁香的干燥近成熟果实，称为母丁香，具有温中散寒的功效，作用稍逊丁香。（图7-2）

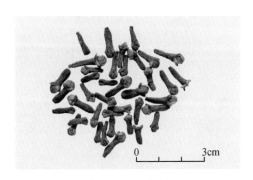

图 7-1　丁香外形

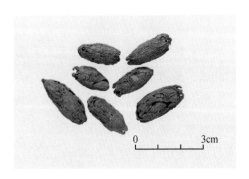

图 7-2　母丁香外形

# 金银花

【处方用名】金银花、二花、银花、金银花炭、银花炭。

【来源】为忍冬科植物忍冬 *Lonicera japonica* Thunb. 的干燥花蕾或带初开的花。

【功效】清热解毒，疏散风热。

【鉴别要点】

望特征：花蕾呈棒状，上粗下细。表面黄白色或绿白色（久贮色渐深），密被短柔毛。（图7-3）

闻其气：气清香。

辨佳品：以花蕾多、色淡、质柔软、气清香者为佳。

【炮制规格及临床应用】

**1. 金银花**　生品清热解毒之力较强，且气清香，较大剂量亦不伤胃。

**2. 金银花炭**　金银花炒炭。炒炭后表面焦褐色（图7-4）。寒性减弱，并具涩性，有止血作用。

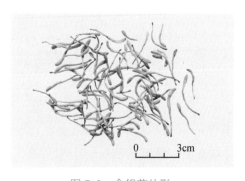

图7-3　金银花外形

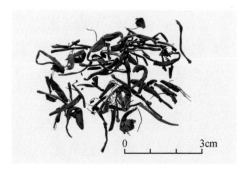

图7-4　金银花炭外形

【附注】

1.《本草纲目》："花初开者，蕊瓣俱色白；经二三日，则色变黄。新旧相参，黄白相映，故呼金银花。"

2.《名医别录》："藤生，凌冬不凋，故名忍冬。"《本草纲目》："忍冬在处有之，附树延蔓……三四月开花，长寸许，一蒂两花二瓣，一大一小，如半边状。长蕊。四月采花阴干；藤叶不拘时采。阴干。"

3. 主产于河南、山东，多为栽培。全国大部地区均产，以河南密县产者为最

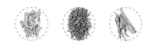 

佳，称"密银花"，山东产的"东银花""济银花"产量大，质量好，销全国各地。

# 款冬花

【处方用名】款冬花、冬花、炙冬花、炙款冬花、蜜冬花、蜜款冬花。

【来源】为菊科植物款冬 *Tussilago farfara* L. 的干燥花蕾。

【功效】润肺止咳化痰。

【鉴别要点】

望特征：呈长圆棒状，单生或 2～3 个基部连生，习称"连三朵"。上端较粗，下端渐细或带有短梗，外面被有多数鱼鳞状苞片，苞片外表面紫红色或淡红色，内表面密被白色絮状茸毛。撕开后可见白色茸毛。木质老梗及已开花者不可供药用。（图 7-5、图 7-6）

闻其气：气香。

尝其味：味微苦、辛，嚼之如棉絮状。

辨佳品：以蕾大、肥壮，颜色粉紫鲜艳，花梗短者为佳。

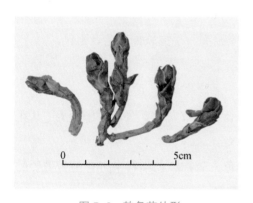

图 7-5 款冬花外形

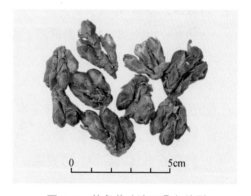

图 7-6 款冬花（连三朵）外形

【炮制规格及临床应用】

**1. 款冬花** 生品长于散寒止咳，多用于风寒咳喘或痰饮咳嗽。

**2. 蜜款冬花** 净款冬花蜜炙。炙款冬花表面棕黄色，略有焦斑，具光泽，略有黏性，味微甜。药性温润，能增强润肺止咳的功效。多用于肺虚久咳或阴虚燥咳。

【附注】

在 12 月或地冻前当花尚未出土时挖出花蕾，在挖取过程中不宜用手摸或水洗，以免变色。放通风处阴干，不宜日晒及用手翻动，并防止冰冻，否则变色发黑。

# 红 花

【处方用名】红花、草红花。

【来源】为菊科植物红花 *Carthamus tinctorius* L. 的干燥花。

【采收加工】夏季 5～6 月间花冠由黄色变红时择晴天早晨露水未干时采摘，晾干、晒干或微火烘干。

【功效】活血祛瘀，通经止痛。

【鉴别要点】

望特征：为不带子房的管状花，表面红黄色或红色，花冠筒细长，先端 5 裂，裂片狭条形。花药聚合成筒状，黄白色；柱头长圆柱形，顶端微分叉。质柔软。花浸水中，水染成金黄色。（图 7-7）

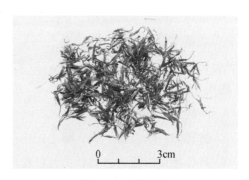

图 7-7　红花外形

闻其气：气微香。

尝其味：味微苦。

辨佳品：以花细、色红而鲜艳、无枝刺、质柔润、手握软如茸毛者为佳。

【炮制规格】生用。

【附注】

1. 原名红蓝花，始载于《开宝本草》："红蓝花即红花也。"《本草图经》："其花红色，叶颇似蓝，故有蓝名。"

2. 红花在古代的应用：可直接在纤维上染色，故在红色染料中占有极为重要的地位。另外，把红花素浸入淀粉中，也可以做胭脂。

# 西红花

【处方用名】西红花、藏红花、番红花。

【来源】本品为鸢尾科植物番红花 *Crocus sativus* L. 的干燥柱头。

【功效】活血化瘀，凉血解毒，解郁安神。

【鉴别要点】

望特征：呈线形，三分枝，长约 3cm。暗红色，上部较宽而略扁平，顶端边缘

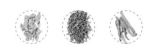

显不整齐的齿状，内侧有一短裂隙，下端有时残留一小段黄色花柱。体轻，质松软，无油润光泽，干燥后质脆易断。粉末橙红色。取本品浸水中，可见橙黄色成直线下降，并逐渐扩散，水被染成黄色，无沉淀。柱头呈喇叭状，有短缝；在短时间内，用针拨之不破碎。（图7-8、图7-9）

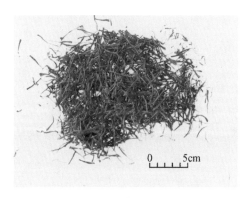

图 7-8　西红花（国产）外形

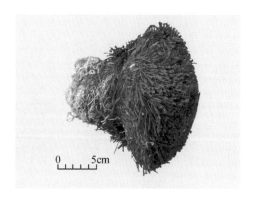

图 7-9　西红花（进口）外形

闻其气：气特异，微有刺激性。

尝其味：味微苦。

辨佳品：一般以身长、色紫红、滋润而有光泽、黄色花柱少、味辛凉者为佳。

【炮制规格】生用。

【附注】

西红花即番红花，是西南亚原生种。

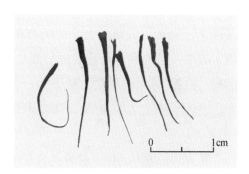

图 7-10　西红花外形

# 第八章　果实及种子类中药

## 五味子

【处方用名】五味子、醋五味子、酒五味子、北五味子。

【来源】为木兰科植物五味子 *Schisandra chinensis*（Turcz.）Baill. 的干燥成熟果实。习称"北五味子"。

【功效】敛肺滋肾，生津敛汗，涩精止泻，宁心安神。

【鉴别要点】

望特征：呈不规则的球形或扁球形，直径 5～8mm。表面红色、紫红色或暗红色，皱缩，显油润，有的表面呈黑红色或出现"白霜"。果肉柔软，种子1～2，肾形，表面棕黄色，有光泽，种皮薄而脆。（图8-1）

闻其气：破碎的种子有香气。

尝其味：果肉味酸；种子破碎后，味辛、微苦。

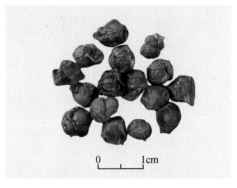

图 8-1　五味子外形

辨佳品：均以粒大肉厚、色紫红、有油性者为佳。

【炮制规格及临床应用】

**1.五味子**　用时捣碎。生品敛肺止咳为主。

**2.醋五味子**　五味子醋蒸。色转棕黑色或乌黑色（图8-2），质柔润，微有醋气。醋制后增强酸涩收敛之性。

**3.酒五味子**　五味子酒蒸。表面黑褐色（图8-3），质柔润，微具酒气。酒制后增强益肾固精作用。

**4.蜜五味子**　五味子蜜炙。色泽加深，略显光泽（图8-4），味酸，兼有甘味。

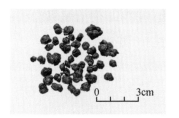

图 8-2　醋五味子外形

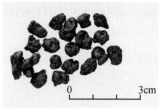

图 8-3　酒五味子外形

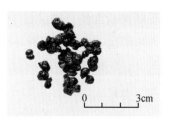

图 8-4　蜜五味子外形

【附注】

1.《新修本草》:"五味,皮、肉甘、酸,核中辛、苦,都有咸味,此则五味具也。"

2.《神农本草经》:"但云味酸,当以木为五行之先也。"

3.《本草纲目》:"五味今有南北之分,南产者红,北产者色黑,入滋补药,必用北产者乃良。"

4. 南五味子为木兰科植物华中五味子的干燥成熟果实。药材呈球形或扁球形,直径 4 ~ 6mm。表面棕红色至暗棕色,干瘪,皱缩,果肉常紧贴于种子上。种子稍小,肾形,表面棕黄色,有光泽,种皮薄而脆。果肉气微,味微酸。具收敛固涩、益气生津、补肾宁心的功效。(图 8-5)

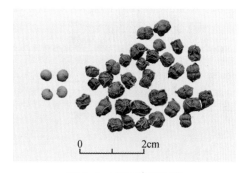

图 8-5　南五味子外形

5. 炮制研究:炒五味子,酒蒸、醋蒸五味子具强壮作用的木脂素类成分煎出量均较生品提高,说明古人认为五味子"入补药熟用"是具有一定道理的。醋制五味子中有机酸的煎出量均较生品显著增加,这与醋制增强其收敛作用的传统之说相符合。

# 肉豆蔻

【处方用名】肉豆蔻、肉果、玉果、煨肉蔻、煨肉果。

【来源】为肉豆蔻科植物肉豆蔻 *Myristica fragrans* Houtt. 的干燥种仁。

【功效】涩肠止泻,温中行气。

【鉴别要点】

望特征:呈卵圆形或椭圆形,表面灰棕色或灰黄色。全体有浅色纵行沟纹及不

规则网状沟纹。种脐位于宽端，呈浅色圆形突起，合点呈暗凹陷。种脊呈纵沟状，连接两端。质坚，断面显棕黄色相杂的大理石花纹，富油性。（图8-6）

闻其气：气香浓烈。

尝其味：味辛。

辨佳品：以个大、体重、坚实、破开后香气浓者为佳。

【炮制规格及临床应用】

1. 肉豆蔻　生品含有大量油质，有滑肠之弊，并具刺激性。

2. 麦麸煨、滑石粉煨、面裹煨　表面棕黄色或淡棕色，显油润（图8-7）。煨制后可除去部分油质，免于滑肠，刺激性减小，增强了固肠止泻的功能。

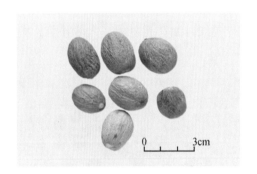

图8-6　肉豆蔻外形

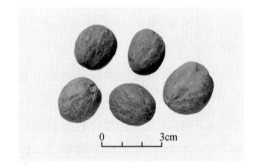

图8-7　煨肉豆蔻外形

【附注】

《本草纲目》："花实皆似豆蔻而无核，故名。""肉豆蔻花及实状虽似草豆蔻，而皮肉之颗则不同。颗外有皱纹，而内有斑缬纹，如槟榔纹。最易生蛀，唯烘干蜜封，则稍可留。"

# 苦杏仁

【处方用名】生杏仁、杏仁、光杏仁、焯杏仁、炒杏仁。

【来源】为蔷薇科植物山杏 *Prunus armeniaca* L. var. *ansu* Maxim.、西伯利亚杏 *Prunus sibirica* L.、东北杏 *Prunus mandshurica*（Maxim.）Koehne 或杏 *Prunus armeniaca* L. 的干燥成熟种子。

【功效】降气止咳平喘，润肠通便。

【鉴别要点】

望特征：呈扁心形，长 1 ～ 1.9cm，宽 0.8 ～ 1.5cm，厚 0.5 ～ 0.8cm。一端尖，另端钝圆，肥厚，左右不对称。尖端一侧有短线形种脐，圆端合点处向上具多数深棕色的脉纹。种皮薄，子叶 2，乳白色，富油性。有小毒。（图 8-8）

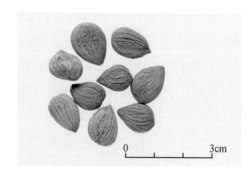

图 8-8 苦杏仁外形

尝其味：味苦。

辨佳品：以颗粒饱满、完整、味苦者为佳。

【炮制规格及临床应用】

**1.生杏仁** 用时捣碎。有小毒。

**2.焯杏仁** 净杏仁沸水中略煮去种皮，表面乳白色（图 8-9）。用时捣碎。焯去皮，便于有效成分煎出，提高药效。擅于降气止咳，润肠通便。

**3.炒杏仁** 焯杏仁炒黄。微黄色，略带焦斑（图 8-10），有香气。用时捣碎。炒制后可去小毒，并具有温肺散寒作用。

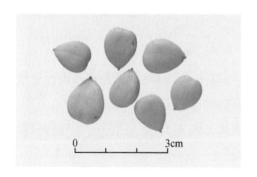

图 8-9 焯杏仁外形

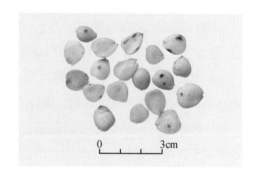

图 8-10 炒杏仁外形

【附注】杏仁分为甜杏仁及苦杏仁两种。我国南方产的杏仁属于甜杏仁（又名南杏仁），味道微甜、细腻，多用于食用，还可作为原料加入蛋糕、曲奇和菜肴中。苦杏仁有小毒，此毒来自于苦杏仁苷水解释放出的氢氰酸，这种物质会导致细胞窒息，引起组织缺氧。杏仁越苦，毒性越大。

# 桃　仁

【处方用名】桃仁、焯桃仁、炒桃仁。

【来源】为蔷薇科植物桃 *Prunus persica*（L.）Batsch 或山桃 *Prunus davidiana*（Carr.）Franch. 的干燥成熟种子。

【功效】活血祛瘀，润肠通便，止咳平喘。

【鉴别要点】

望特征：

（1）桃仁　呈扁长卵形，长 1.2～1.8cm，宽 0.8～1.2cm，厚 0.2～0.4cm。表面黄棕色至红棕色，密布颗粒状突起，多数纵向维管束。一端尖中部膨大，另端钝圆稍偏斜，边缘较薄。种皮薄，子叶 2，类白色，富油性。（图 8-11）

（2）山桃仁　呈类卵圆形，较小而肥厚，长约 0.9cm，宽约 0.7cm，厚约 0.5cm。

尝其味：味微苦。

辨佳品：以颗粒饱满、均匀、完整者为佳。

【炮制规格及临床应用】

1. 桃仁　用时捣碎。生品以行血祛瘀力强。

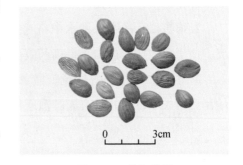

图 8-11　桃仁外形

2. 焯桃仁　净桃仁沸水中略煮后去种皮。用时捣碎。焯桃仁无种皮，表面呈淡黄白色，有细皱纹（图 8-12）。焯后易去皮，有效物质易于煎出，提高药效。

3. 炒桃仁　焯桃仁炒黄。微黄色，略带焦斑（图 8-13），有香气。用时捣碎。炒后偏于润燥和血。

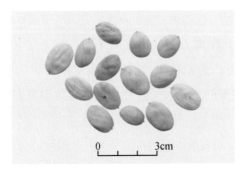

图 8-12　焯桃仁外形

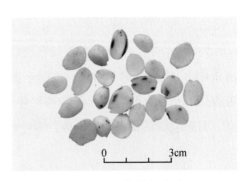

图 8-13　炒桃仁外形

【附注】桃未成熟的干燥果实称为瘪桃干或碧桃干。有<u>止血止汗</u>功效，还可用于治疗幼儿缺血性贫血。

# 金樱子

【处方用名】金樱子、金樱子肉、蜜金樱子。

【来源】为蔷薇科植物金樱子 *Rosa laevigata* Michx. 的干燥成熟果实。纵切两瓣，除去毛刺，干燥。

【功效】固精缩尿，固崩止带，涩肠止泻。

【鉴别要点】

望特征：为花托发育而成的假果，呈倒卵形，长 2 ～ 3.5cm，直径 1 ～ 2cm。表面红黄色或红棕色，有突起的棕色小点。顶端有盘状花萼残基。质硬。切开后，花托壁厚 1 ～ 2mm，内有多数坚硬的小瘦果，内壁及瘦果均有淡黄色绒毛。（图8-14）

尝其味：味甘、微涩。

辨佳品：以个大、色红黄、有光泽、去净毛刺者为佳。

【炮制规格及临床应用】

**1.金樱子**　纵切两瓣，除去毛、核。生品酸涩，固涩止脱作用强。

**2.蜜金樱子**　蜜炙。表面暗棕色，有蜜的焦香气、味甜（图 8-15）。蜜炙后偏于甘涩，可以补中涩肠。

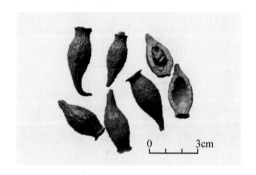

图 8-14　金樱子外形

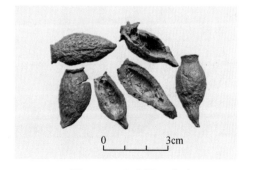

图 8-15　蜜金樱子外形

【附注】

1.《本草纲目》："金樱当作金罂，谓其子形如黄罂也。"

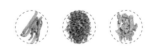

2. 山西、河南以山刺玫 *Rosa bella* Rehd. et Wild. 的果实、宁夏以西北蔷薇 *Rosa davidii* Crep. 的果实、西藏以大叶蔷薇 *Rosa macrophylla* Lindl. 的果实曾用作金樱子。

# 乌　梅

【处方用名】乌梅、乌梅肉、乌梅炭、醋乌梅。

【来源】蔷薇科植物梅 *Prunus mume*（Sieb.）Sieb. et Zucc. 的干燥近成熟果实。

【功效】敛肺止咳，涩肠止泻，安蛔止痛，生津止渴。

【鉴别要点】

望特征：类球形或扁球形，表面棕黑色至乌黑色，皱缩不平。果核坚硬，椭圆形，棕黄色，表面有凹点。（图 8-16）

闻其气：具焦酸气。

尝其味：味极酸。

辨佳品：以个大、肉厚、柔润、味极酸者为佳。

【炮制规格及临床应用】

**1. 乌梅**　生品长于生津止渴，敛肺止咳，安蛔。

**2. 乌梅肉**　乌梅去核取肉。因去核用肉，故作用更强。

**3. 乌梅炭**　乌梅炒炭。乌梅炭皮肉鼓起发泡，质较脆，表面呈焦黑色（图 8-17），味酸兼苦。长于涩肠止泻，止血。

**4. 醋乌梅**　乌梅醋蒸。质较柔润，略有醋气。收敛固涩作用更强。

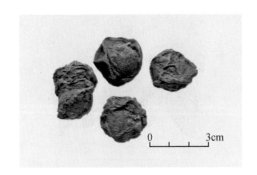

图 8-16　乌梅外形

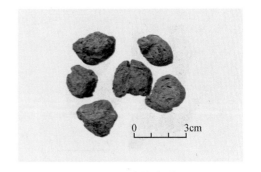

图 8-17　乌梅炭外形

【附注】

1.《本草品汇精要》："梅，木似杏而枝干劲脆，春初时开白花。乌梅甚清馥，花

将谢而叶始生，二月结实如豆，味酸美，人皆啖之。五月采将熟大于杏者，以百草烟熏至黑色为乌梅，以盐淹暴干者为白梅也。"

2.个别地方以山杏、杏、苦李子等果实加工成与乌梅类似的形状与颜色，充乌梅入药。

# 决明子

【处方用名】决明子、草决明、炒决明。

【来源】豆科植物决明 *Cassia obtusifolia* L. 或小决明 *C.tora* L. 的干燥成熟种子。

【功效】清肝明目，润肠通便。

【鉴别要点】

望特征：

（1）决明子　略呈菱方形或短圆柱形，两端平行倾斜，形如马蹄。表面绿棕色或暗棕色，平滑有光泽。一端较平坦，另端斜尖，背腹面各有1条突起的棱线；棱线两侧各有1条斜向对称而色较浅的线形凹纹。（图8-18、图8-19）

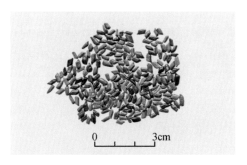

图 8-18　决明子外形

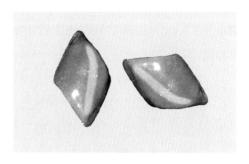

图 8-19　国产决明子（示色带）

（2）小决明子　呈短圆柱形，表面棱线两侧各有1片宽广的浅黄棕色带。（图8-20）

尝其味：味微苦。

辨佳品：以粒饱满、色绿棕色为佳。

【炮制规格及临床应用】

**1.决明子**　用时捣碎。生品长于清肝热，润肠燥。

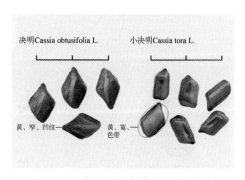

图 8-20　决明子与小决明子外形比对

**2. 炒决明子**　净决明子炒黄。种皮破裂，颜色加深，偶有焦斑，质稍脆，微有香气。炒后寒泻之性缓和，有平肝养肾之功效。

【附注】

1. 问药名：以其有明目之功而名之。

2. 用决明子为原料可制成枕头，因其种子坚硬，对头部和颈部穴位有按摩作用，对头晕、失眠、脑动脉硬化、颈椎病等，均有辅助治疗作用。

# 枳　壳

【处方用名】枳壳、炒枳壳。

【来源】为芸香科植物酸橙 *Citrus aurantium* L. 及其栽培变种的干燥未成熟果实。采收后自中部横切为两半，晒干或低温干燥。

【功效】理气宽中，行滞消胀。

【鉴别要点】

望特征：呈半球形，翻口似盆状。直径 3～5cm。外果皮棕褐色至褐色，具颗粒状突起，突起的顶端有凹点状油室。切面中果皮黄白色，光滑而稍隆起，厚 0.4～1.3 cm，边缘散有 1～2 列油室，汁囊干缩呈棕色至棕褐色，内藏种子。（图 8-21、图 8-22）

闻其气：气清香。

尝其味：味苦、微酸。

辨佳品：以色绿褐色、果肉厚、质坚硬、香气浓者为佳。

【炮制规格及临床应用】

**1. 枳壳**　枳壳为弧形条状薄片，气清香。生品作用较强，可行气宽中除胀。

**2. 麸炒枳壳**　麸炒后香气加重（图 8-23）。能减轻其刺激性，缓和燥性和酸性，增强健胃消胀的作用。

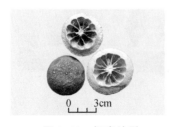

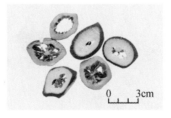

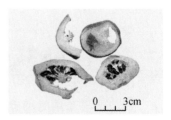

图 8-21　枳壳外形　　　　　图 8-22　枳壳饮片　　　　　图 8-23　麸炒枳壳饮片

【附注】

1.《本草纲目》:"枳乃木名,壳为果皮,故名枳壳。"

2.《新修本草》:"今医家以皮厚而小者为枳实,完大者为枳壳,皆以翻肚似盆口状,陈久者为胜。"

3. 枳实为芸香科常绿小乔木植物酸橙及其栽培变种的干燥幼果。呈半球形,少数为球形,直径 0.5 ～ 2.5 cm。外果皮黑绿色或暗棕绿色,具颗粒状突起和皱纹。切面中果皮略隆起,黄白色或黄褐色。瓤囊棕褐色。质坚硬。功能破气消积,化痰散痞。(图 8-24、图 8-25)

4. 枳壳与枳实的异同:《本草纲目》将枳实、枳壳合并于"枳"条下,云:"枳实、枳壳气味功用俱同,上世亦无分别。魏晋以来,始分实、壳之用。"《本草经疏》:"枳壳,气味所主,与枳实大略相同。但枳实形小,其气全,其性烈,故善下达;枳壳形大,其气散,其性缓,故其行稍迟。"壳与枳实,本为一物,功效相近,然枳实小则性苦而速,枳壳大则性和而缓,是以气在胸中,则用枳壳,气在胸下,则用枳实,气滞则用枳壳,气坚则用枳实,此同中有异。

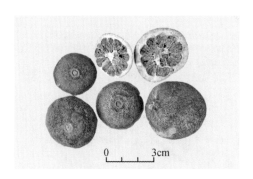

图 8-24 枳实外形

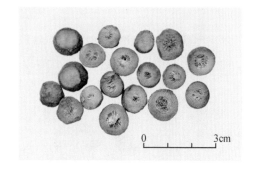

图 8-25 枳实饮片

# 陈 皮

【处方用名】广陈皮、陈皮、橘皮、广橘皮、炒橘皮。

【来源】为芸香科植物橘 *Citrus reticulata* Blanco 及其栽培变种的干燥成熟果皮。药材分为"陈皮"和"广陈皮"。

【功效】理气健脾,燥湿化痰。

【鉴别要点】

望特征：

（1）陈皮　常剖成数瓣，基部相连，外表面橙黄色或红棕色，有细皱纹及凹下的点状油室，对光照射近透明。内表面黄白色，粗糙，附黄白色或黄棕色筋络状维管束。质稍硬而脆。（图8-26）

（2）广陈皮　与陈皮性状不同点：常3瓣相连，形状整齐，厚度均匀，约1mm。点状油室较大，对光照视透明清晰。质较柔软。

闻其气：气香。

尝其味：味辛、苦。

辨佳品：以瓣大、完整、颜色鲜、油润、质柔软、气浓、辛香、味稍甜后苦辛者为佳。

【炮制规格及临床应用】

**1.陈皮丝**　切丝，生用。

**2.陈皮炭**　陈皮炒炭（图8-27）保持了原药的一部分作用，既有止泻之用，还保持了理气和胃之功。

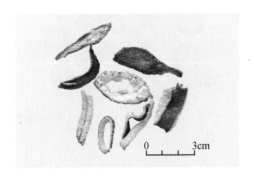

图8-26　陈皮丝饮片

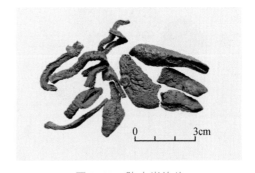

图8-27　陈皮炭饮片

【附注】

1.《本草纲目》："好古曰，橘皮以色红日久者为佳，故曰红皮、陈皮。去白者曰橘红也。"

2.橘核、橘络、橘叶、橘红、化橘红、青皮比较。

橘核：为芸香科植物橘及其栽培变种的干燥成熟种子。具理气、散结、止痛的功效。

橘络：为芸香科植物橘及其栽培变种的成熟果实的干燥中果皮及内果皮之间的

纤维束群。具行气通络、化痰止咳的功效。

橘叶：为芸香科植物橘及其栽培变种的干燥叶。具疏肝行气、散结消肿的功效。

橘红：为芸香科植物橘及其栽培变种的干燥外层果皮。具祛湿化痰的功效。陈皮除去中果皮即为橘红。（图 8-28）

化橘红：为芸香科植物化州柚或柚的未成熟或接近成熟的干燥外层果皮。具理气宽中、燥湿化痰的功效。

青皮：为芸香科植物橘及其栽培变种的幼果或未成熟果实的干燥果皮。5～6月收集自落的幼果，习称"个青皮"（图 8-29）；7～8月采收未成熟的果实，在果皮上纵剖成四瓣至基部，除尽瓤瓣，习称"四花青皮"。具疏肝破气、消积化滞的功效。

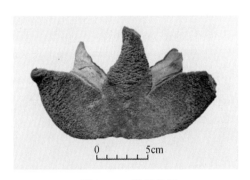

图 8-28　橘红外形

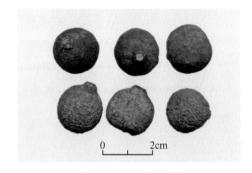

图 8-29　个青皮外形

# 山茱萸

【处方用名】山茱萸、萸肉、枣皮、山萸肉、炙山萸肉。

【来源】为山茱萸科植物山茱萸 *Cornus officinalis* Sieb. et Zucc. 的干燥成熟果肉。

【功效】补益肝肾，收涩固脱。

【鉴别要点】

望特征：药材呈不规则的片状或囊状。果皮常破裂或皱缩；新鲜时紫红色，贮久渐变紫黑色，有光泽。质柔润不易碎。（图 8-30）

尝其味：味酸、涩、微苦。

辨佳品：以肉厚、柔软、色紫红色为佳。

【炮制规格及临床应用】

**1. 山萸肉** 除去杂质和果核。生品以敛阴止汗力胜。

**2. 酒山茱萸** 净山萸肉酒制。表面紫黑色或黑色，质滋润柔软（图8-31）。微有酒香气。以补肾涩精、固精缩尿力强。

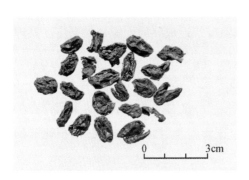

图 8-30 山茱萸饮片

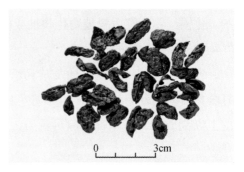

图 8-31 酒山萸肉饮片

【附注】

1. 李时珍曰："《本经》一名蜀酸枣，今人呼为肉枣，皆象形也。"

2. 山茱萸果核含有与山茱萸果肉相同的矿物质元素、氨基酸、没食子酸等成分。

# 连 翘

【处方用名】黄翘、青翘。

【来源】为木犀科植物连翘 *Forsythia suspensa*（Thunb.）Vahl 的干燥果实。

【功效】清热解毒，消肿散结，疏散风热。

【鉴别要点】

望特征：该品呈长卵形至卵形，稍扁。表面有不规则的纵皱纹及多数凸起的小斑点，两面各有一条明显的纵沟。"青翘"多不开裂，表面绿褐色；质硬；种子多数，黄绿色。"老翘"自顶端开裂或裂成两瓣，表面黄棕色或红棕色，内表面多为浅黄棕色，平滑，具一纵隔；质脆；种子棕色，多已脱落。（图8-32）

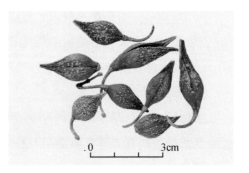

图 8-32 连翘外形

闻其气：气微香。

尝其味：味苦。

辨佳品："青翘"以色较绿、不开裂者为佳；"老翘"以色黄、瓣大、壳厚者为佳。

【炮制规格】生用。

【附注】

1.《新修本草》："其实似莲作房，翘出众草，故名。"

2. 秋季当果实初熟、颜色尚带绿色时采收。除去杂质，蒸熟，晒干，习称"青翘"；采收熟透的果实，晒干，除去杂质，习称"老翘"。

3. 迎春与连翘的主要区别：迎春植株外形呈灌木丛状，较矮小，枝条呈拱形、易下垂；迎春是三小复叶；迎春有六个花瓣；迎春花很少结实。连翘外形呈灌木或类乔木状，较高大，枝条不易下垂；连翘是单叶或三叶对生；连翘则只有四个花瓣；连翘花结实。

# 马钱子

【处方用名】马钱子、制马钱子。

【来源】为马钱科植物马钱 *Strychnos nux-vomica* L. 的干燥成熟种子。

【功效】通络止痛，散结消肿。

【鉴别要点】

望特征：呈扁圆纽扣状，通常一面微凹，另一面隆起。表面密生灰绿色或灰黄色匍匐的丝状毛，自中央向四周呈辐射状排列，有丝样光泽。边缘稍隆起，较厚，有突起的珠孔；底面中心有突起的圆点状种脐。质坚硬，平行剖面可见淡黄白色胚乳，角质样，子叶心形，叶脉 5 ～ 7 条。有大毒。（图 8-33）

尝其味：味极苦。

辨佳品：以个大、肉厚饱满、表面灰棕色微带绿、有细密毛茸、质坚硬无破碎者为佳。

【炮制规格及临床应用】

**1. 马钱子**　生品质地坚实，种子外表覆有大量细绒毛，不易加工除去。一般外用。

**2. 砂炒马钱子**　砂炒后中间略鼓，表面灰褐色，无绒毛，质地坚脆，断面棕褐

色，中间有裂缝（图 8-34）。无臭，味苦。质地变脆，易于粉碎，也便于去除绒毛。制后还可降低毒性，可供内服。

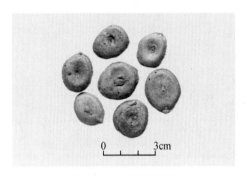

图 8-33　马钱子外形

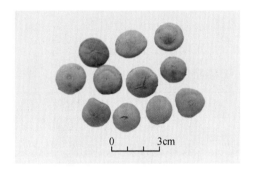

图 8-34　砂炒马钱子外形

【附注】

1.本品原名番木鳖，始载于《本草纲目》："番木鳖，子如木鳖子大，形圆而扁，有白毛，味苦。"别名马钱子，"状如马之连钱，故名"。

2.研究表明，马钱子的绒毛中未检出与种仁不同的生物碱（含毒性的主要成分），两者成分仅在含量上有所不同。因此传统认为马钱子皮毛毒性大、刺激咽喉的说法没有充分的科学依据，现已不做去毛的法定要求。

# 栀 子

【处方用名】栀子、山栀、黄栀子、炒栀子、焦栀子、栀子炭。

【来源】为茜草科植物栀子 *Gardenia jasminoides* Ellis 的干燥成熟果实。

【功效】泻火除烦，清热利湿，凉血解毒；外用消肿止痛。

【鉴别要点】

望特征：呈长卵圆形或椭圆形，长 1.5～3.5cm，直径 1～1.5cm；表面红黄色或棕红色，具有 5～8 条翅状纵棱。顶端残留萼片。果皮薄而脆，有光泽，内表面呈鲜黄色，内有多数种子，黏结成团；种子扁长圆形，红棕色，密具细小疣状突起。浸入水中可使水染成鲜黄色。（图 8-35）

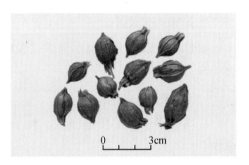

图 8-35　栀子外形

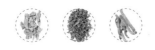
尝其味：味微酸而苦。

辨佳品：以皮薄、饱满、色红黄色者为佳。

【炮制规格及临床应用】

**1. 栀子**　碾碎，为不规则碎块状。生品长于泻火利湿，凉血解毒。

**2. 炒栀子**　栀子碎块炒黄。表面深黄色或黄褐色（图8-36）。炒后可减弱生品的苦寒之性，减少对胃的刺激性。可清热除烦。

**3. 焦栀子**　栀子碎块炒焦。表面焦黄色（图8-37）。焦栀子的苦寒之性更弱，脾胃较虚弱者可用。可清热除烦。

**4. 栀子炭**　栀子碎块炒炭。表面黑褐色或焦黑色。炒炭后善于凉血止血。

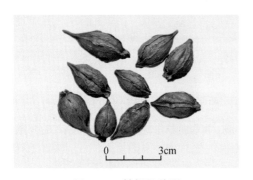

图 8-36　炒栀子外形

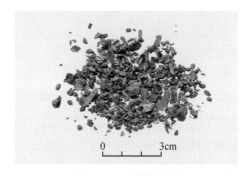

图 8-37　焦栀子饮片

【附注】

1. 李时珍曰："卮，酒器也。栀子象之，故名。俗作栀。"

2. 水栀子系大花栀子 *G. jasminoides* Ella var. *grandiflora* Nakai 的干燥果实。与正品的区别为果大、长圆形，长 3～7cm，棱高。

# 瓜　蒌

【处方用名】瓜蒌、全瓜蒌、蜜瓜蒌。

【来源】为葫芦科植物栝楼 *Trichosanthes kirilowii* Maxim. 或双边栝楼 *T. rosthornii* Harms 的干燥成熟果实。

【功效】清热涤痰，宽胸散结，润燥滑肠。

【鉴别要点】

望特征：呈类球形或长椭圆形，表面橙红色或浅棕色，皱缩或较光滑，顶端有

圆形的花柱残基。轻重不一,质脆,易破开。剖开后内表面黄白色,有红黄色丝络,果瓤橙黄色,黏稠,与多数种子黏结成团。(图 8-38 ~ 图 8-40)

闻其气:具焦糖气。

尝其味:味微酸、甜。

辨佳品:以完整不破、皱缩、皮厚、糖性足者为佳。

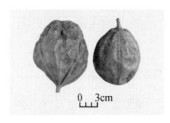
图 8-38 全瓜蒌外形

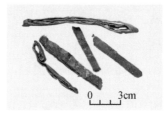
图 8-39 瓜蒌皮饮片

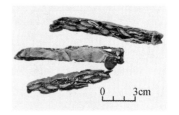
图 8-40 瓜蒌丝饮片

【炮制规格及临床应用】

**1. 瓜蒌** 压扁,切丝或切块。果皮、果肉、种子混合,果皮橙黄色、果肉黄白色、种子扁平椭圆形,表面灰棕色,边缘有一圈沟纹。多生用,清热涤痰、宽胸散结作用均较瓜蒌皮强,并有滑肠通便作用(通便作用弱于瓜蒌仁)。一般病情较轻,而脾胃虚弱者可用瓜蒌皮,病情较重而兼便秘者多用全瓜蒌。

**2. 蜜瓜蒌** 瓜蒌蜜炙。蜜瓜蒌带黏性(图 8-41),味甜。润燥作用增强,其用途、用法与蜜瓜蒌皮相似,尤适于肺燥咳嗽而又大便干结者。

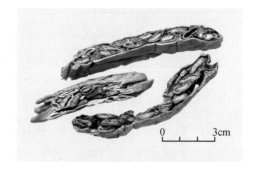
图 8-41 蜜瓜蒌丝饮片

【附注】

1. 栝楼主产于山东、河北、山西、陕西等省;双边栝楼主产于江西、湖北、湖南、广东、云南、四川等省。

2. 瓜蒌的根(中药名天花粉)、果实(中药名瓜蒌)、果皮(中药名瓜蒌皮)、种子(中药名瓜蒌子),皆供药用。

# 槟　榔

【处方用名】槟榔、大白、焦槟榔、槟榔炭。

【来源】为棕榈科植物槟榔 *Areca catechu* L. 的干燥成熟种子。

【功效】驱虫消积，行气利水。

【鉴别要点】

望特征：近圆锥形或扁圆球形，外表淡黄棕色至淡红棕色，具稍凹下的网状浅沟纹；基底中央有一凹窝（珠孔），近珠孔之侧，有一新月形或三角形疤痕（种脐），常见清晰的维管束痕迹；质坚硬，间或有裂隙，不易破碎，断面有乳白色与棕红色相互交错形成的大理石样纹理。（图 8-42、图 8-43）

尝其味：味涩、微苦。

辨佳品：以个大、坚实、身重、断面颜色鲜艳、无破裂者为佳。

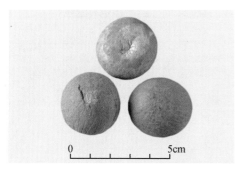

图 8-42　槟榔外形

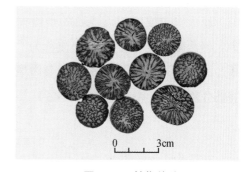

图 8-43　槟榔饮片

【炮制规格及临床应用】

**1. 槟榔**　薄片。棕、白色相间的大理石样花纹。生品力峻，以杀虫、降气、行水消肿、截疟力胜。

**2. 炒槟榔**　槟榔片炒黄。表面浅黄色（图 8-44）。炒后可缓和药性，以免克伐太过而耗伤正气，并能减少服后恶心、腹泻、腹痛的副作用。

**3. 焦槟榔**　槟榔片炒焦。表面焦黄色（图 8-45）。焦槟榔的功用类似炒槟榔，长于消积导滞。克伐正气的作用更弱一些。

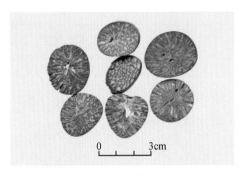

图 8-44　炒槟榔饮片

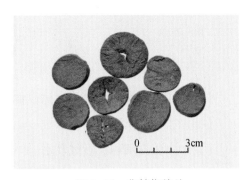

图 8-45　焦槟榔饮片

【附注】

1.《本草纲目》:"宾与郎皆贵客之称。稽含《南方草木状》言:交广人凡贵胜族客,必先呈此果。则槟榔名义,盖取于此。雷敩《炮炙论》谓尖者为槟,圆者为榔,亦似强说。"

2. 槟榔未成熟或近成熟的干燥种子称为"枣儿槟",槟榔的干燥果皮称为"大腹皮",槟的干燥果皮除去外果皮及内果皮硬壳部分称为"大腹毛"。(图 8-46)

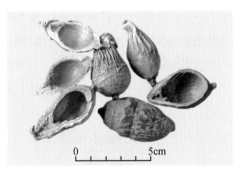

图 8-46　大腹皮外形

# 砂　仁

【处方用名】砂仁、缩砂仁、阳春砂、盐砂仁。

【来源】为姜科植物阳春砂 *Amomum villosum* Lour.、绿壳砂 *A. villosum* Lour. var. *xanthioides* T.L.Wu et Senjen 或海南砂 *A. longiligulare* T.L.Wu 的干燥成熟果实。果实带果皮为"壳砂";剥除果皮,将种子团晒干,并上白粉,即为"砂仁"。

【功效】化湿开胃,温脾止泻,理气安胎。

【鉴别要点】

望特征:

(1)阳春砂、绿壳砂　呈椭圆形或卵圆形,具不明显的三钝棱,表面棕褐色,密生刺状突起。果皮薄而软,种子结集成团,具三钝棱,中有白色隔膜,将种子团分成 3 瓣,每瓣有种子 5～26 粒;种子呈不规则多面体,直径约 2～3mm,深棕

色或黑褐色，有细皱纹，外具膜质而粗糙的假种皮。种子质硬，种仁黄白色。（图8-47、图8-48）

（2）海南砂 （与阳春砂性状不同点）呈长椭圆形或卵圆形，有明显的三棱，表面被片状、分枝状的软刺。果皮厚而硬；种子团较小，每瓣有种子3～24粒；种子直径1.5～2mm。

闻其气：阳春砂、绿壳砂气芳香浓烈，海南砂气味稍淡。

尝其味：味辛、微苦。

辨佳品：以个大、坚实、饱满、种仁红棕色、香气浓、搓之果皮不易脱落者为佳。

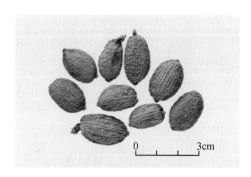

图 8-47　带壳砂仁外形

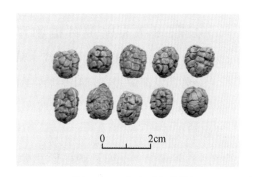

图 8-48　去壳砂仁外形

【炮制规格及临床应用】

**1. 砂仁**　用时捣碎生用。生品辛香，长于化湿行气，醒脾和胃。

**2. 盐砂仁**　盐炙。颜色加深，辛香气略减，味微咸。盐炙后辛温之性略减，温而不燥，降气安胎作用增强，并能引药下行、温肾缩尿。

【附注】

1. 本品原名缩砂蜜，始载于《本草拾遗》。《本草纲目》云："名义未详。取其密藏之意。此物实在根下，仁藏壳内，亦中此意。"《本草原始》："此物实在根下，皮紧厚缩皱，仁类砂粒，密藏壳内，故名缩砂密也，俗呼砂仁。"

2. 种子气味芳香而峻烈，用作香料，稍辣，其味似樟。在东方是菜肴调味品，特别是咖哩菜的佐料。

3. 砂仁壳为砂仁之果壳。性味功效与砂仁相似，而温性略减，药力薄弱。用量同砂仁。

4. 砂仁叶油是由阳春砂新鲜叶蒸馏得到的挥发油。为无色或淡黄色的澄清液体，有砂仁的香气，味辣，有行气、健胃、消胀、止呕功效。

# 第九章　全草类中药

# 麻　黄

【处方用名】麻黄绒、炙麻黄、蜜麻黄、炙麻黄绒、蜜麻黄绒。

【来源】本品为麻黄科植物草麻黄 *Ephedra sinica* Stapf、中麻黄 *Ephedra intermedia* Schrenk et C. A. Mey. 或木贼麻黄 *Ephedra equisetina* Bge. 的干燥草质茎。

【功效】发汗解表，宣肺平喘，利水消肿。

【鉴别要点】

望特征：

（1）草麻黄　呈细长圆柱形，少分枝，直径 1～2mm。偶带少量棕色木质茎。表面淡绿色至黄绿色，有细纵棱脊，触之略有粗糙感。节明显，节间长 2～6cm。节上有膜质鳞叶，长 3～4mm；裂片 2（稀 3），锐三角形，先端灰白色，反曲，基部联合成筒状，红棕色。体轻，质脆，易折断，断面近圆形，略呈纤维性，周边黄绿色，髓部红棕色。

（2）中麻黄　分枝较多，直径 1.5～3mm，有粗糙感。节间长 2～6cm，膜质鳞叶长 2～3mm，裂片 3（稀 2），先端锐三角形，断面髓部呈三角状圆形。

（3）木贼麻黄　多分枝，直径 1～1.5mm，无粗糙感。节间长 1.5～3cm，膜质鳞叶长 1～2mm，裂片 2（稀 3），上部为短三角形，灰白色，先端多不反曲，基部棕红色至棕黑色。

闻其气：气微香。

尝其味：味涩、微苦。

辨佳品：以干燥、茎粗、淡绿色，内心充实、味苦涩者为佳。

【炮制规格及临床应用】

**1.麻黄**　圆柱形短节段（图 9-1）。具有发汗解表、宣肺平喘、利水消肿的功效。

2.**蜜麻黄**　蜜制麻黄。表面深黄色（图9-2），略具黏性，有蜜香气，味甜。蜜制后性温偏润，辛散发汗作用缓和，且润肺力增强。

3.**麻黄绒**　麻黄段碾绒晒去粉末而成。为松散的绒团状，黄绿色，体轻（图9-3）。制绒后作用缓和。

4.**蜜麻黄绒**　麻黄绒蜜制。为黏结的绒团状，深黄色，略带黏性，味微甜。蜜麻黄绒作用更缓和。

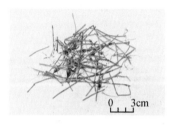
图9-1　麻黄段饮片

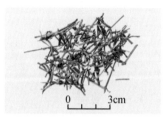
图9-2　蜜麻黄饮片

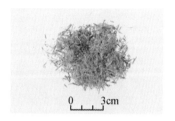
图9-3　麻黄绒饮片

【附注】

1.《本草纲目》有"其味麻，其色黄"，故而得名。有认为麻黄茎枝发表，根却敛汗，误用常惹麻烦，后演变为"麻黄"。

2.麻黄和麻黄根来源于同一种植物的不同部位，但两者的功效却相差甚远，麻黄具有宣肺利水、止咳平喘功效，而麻黄根则具有敛汗功效。

# 薄　荷

【处方用名】薄荷、卜荷、薄荷叶、薄荷梗等。

【来源】唇形科植物薄荷 *Mentha haplocalyx* Briq. 的干燥地上部分。

【功效】宣散风热。清头目，透疹。

【鉴别要点】

望特征：茎呈方柱形，表面黄棕色或紫色，有节和棱；质脆，易折断，断面白色，髓部中空。叶对生，有短柄；叶片皱缩卷曲，表面深绿色，下面灰绿色，有时可见腋生的花序上残留花萼。（图9-4、图9-5）

闻其气：揉搓后有特殊清凉香气。

尝其味：味辛凉。

辨佳品：以叶多、色绿深、气味浓郁者为佳。

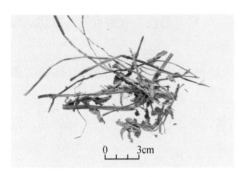

图 9-4　薄荷（全草）外形

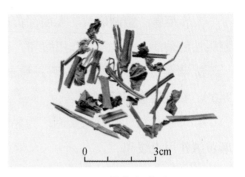

图 9-5　薄荷段外形

【炮制规格及临床应用】

**1. 薄荷**　茎切段，再与叶和匀。

**2. 蜜薄荷**　蜜炙薄荷（图 9-6）。薄荷蜜炙后辛散作用缓和，止咳平喘作用增强。

【附注】

1. 主产于江苏太仓、浙江、湖南等省。

2. 夏、秋季节茎叶茂盛或花开至三轮时，选晴天分次地收割、晒干或晾干。

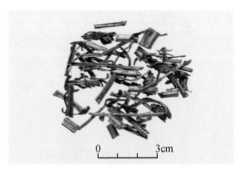

图 9-6　蜜薄荷外形

# 荆　芥

【处方用名】荆芥、荆芥穗、荆芥炭。

【来源】为唇形科植物荆芥 *Schizonepeta tenuifolia* Briq. 的干燥地上部分。

【功效】解表散风，透疹，消疮。

【鉴别要点】

望特征：茎呈方柱形，上部有分枝。表面淡紫红色或淡黄绿色，被短绒毛。断面类白色。叶片 3 ～ 5 羽状分裂，裂片细长。穗状轮伞花序顶生，长 2 ～ 9cm。内藏棕黑色小坚果。（图 9-7）

闻其气：气芳香。

尝其味：味微涩而辛凉。

辨佳品：以色淡黄绿、穗长而密、香

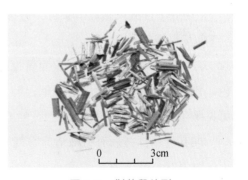

图 9-7　荆芥段外形

气浓者为佳。

【炮制规格及临床应用】

**1. 荆芥**　不规则小段，茎叶混合。生品辛散力较强，具有祛风解表的功效。

**2. 荆芥炭**　荆芥段炒炭。荆芥炭表面黑褐色，内部焦黄色（图9-8），气微辛香，味苦涩。炒炭后辛散作用极弱，具有止血的功效。

【附注】

1.《神农本草经》载名"假苏"，《名医别录》载名为"姜芥"，后演变为荆芥。

2. 8～9月当花开到顶端，穗绿时采割地上部分，晒干。亦有先单独摘取花穗，再割取茎枝，分别晒干，前者称"荆芥穗"（图9-9），后者称"荆芥"。

3. 荆芥和紫苏均能发汗解表，然紫苏散寒力强，偏入气分，又能理气宽中，而荆芥则祛风力胜，偏入血分，炒炭又能止血。故理气方中常用紫苏，理血剂当中多见荆芥。

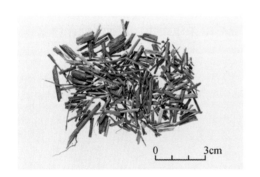

图9-8　荆芥炭外形

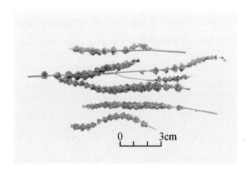

图9-9　荆芥穗外形

# 益母草

【处方用名】益母草、酒益母草。

【来源】为唇形科植物益母草 *Leonurus japonicus* Houtt. 的新鲜或干燥地上部分。

【功效】活血调经，利水消肿。

【鉴别要点】

望特征：方柱形，直径约5mm；表面灰绿色或黄绿色，上端有柔毛，体轻质韧，断面中部有白色髓，叶多皱缩、破碎，易脱落，灰绿色，轮伞花序腋生；苞片刺状；花萼宿存，上端5尖齿；花冠多脱落。（图9-10）

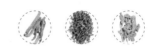

闻其气：气微。

尝其味：味微苦。

辨佳品：以质嫩、叶多、色灰绿为佳。

【炮制规格及临床应用】

**1.益母草**　切段。生品以活血调经、利水消肿为主。

**2.酒益母草**　益母草段酒炙。表面色泽加深，偶见焦斑，略具酒气。酒制后其寒性缓和，活血祛瘀、调经止痛功效增强。

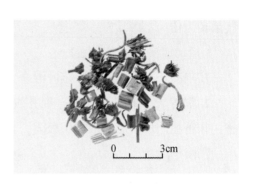

图 9-10　益母草段

【附注】

1.《本草正义》："益母草，性滑而利，善调女人胎产诸证，故有益母之号。"

2. 传统经验认为，益母草以质嫩、色绿、叶多者为佳，质老、无叶者不宜供药用，尤其治疗肾水肿需用童子益母草。药理研究也表明，益母草收缩子宫的有效成分含量：叶＞根＞茎，提示在采收炮制加工时应尽量保存其叶，方能保证其药效。

# 第十章 菌类中药

## 冬虫夏草

【处方用名】冬虫夏草、冬虫草、虫草。

【来源】为麦角菌科真菌冬虫夏草菌 *Cordyceps sinensis*（Berk.）Sacc. 寄生在鳞翅目蝙蝠蛾科昆虫蝙蝠蛾 *Hepialus armoricanus* Oberthur 幼虫上的子座及幼虫尸体的干燥复合体。

【采收加工】夏初子座出土、孢子未发散时挖取，晒至六七成干，除去似纤维状的附着物及杂质，晒干或低温干燥。

【功效】补肺益肾，止血化痰。

【鉴别要点】

望特征：由虫体与从虫头部长出的真菌子座相连而成。虫体形似蚕，外表呈深黄色至黄棕色，环纹明显，共有 20～30 条；全身有足 8 对，中部 4 对最明显；头部红棕色，尾如蚕尾。质脆，易折断，断面略平坦，淡黄白色，中央有明显暗棕色"U"形纹。子座细长圆柱形，形似"金针"；表面深棕色至棕褐色，有细纵皱纹，上部稍膨大；质柔韧，折断面纤维状，类白色。可以"草似金针虫似蚕"来形容冬虫夏草的形状。热水浸泡，虫体与子座不分离，子座不褪色，水液显微黄色。（图 10-1、图 10-2）

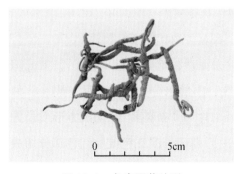

0      5cm

图 10-1 冬虫夏草外形

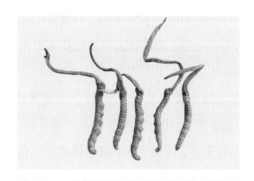

图 10-2 冬虫夏草（示环纹及胸部 4 对足）

闻其气：气微腥。

尝其味：味微苦。

辨佳品：以完整、子座短、虫体丰满肥大、外色黄亮、内色白者为佳。

【经验鉴别】

看颜色：正品的冬虫夏草分成"虫"和"草"两部分，"虫"体表面呈深黄到浅黄棕色，在虫和草的结合部位，大多数虫体的颜色会发生一定程度的变化。"草"的部分即子座，则呈现枯树枝的颜色，色泽较深。

看外形：正品的冬虫夏草腹面有足8对，位于虫体中部的4对非常明显。子座自虫体头部生出，上部稍膨大。

看断面：正品的冬虫夏草掰开后有明显的纹路，虫草中间有一个类似"U"形的黑芯，有些也可能是一个黑点。这黑芯其实就是虫的消化线。

闻气味：正品的冬虫夏草稍带有干燥腐烂虫体的腥臊味和掺杂有草菇的香气，这是冬虫夏草特有的味道。

【炮制规格】生用。

【附注】

1.《本草从新》："冬虫夏草，冬在土中，身活如老蚕，有毛能动，至夏则毛出土上，连身俱化为草。"

2. 冬虫夏草是由冬虫夏草菌寄生于高山草甸土中的蝙蝠蛾幼虫身躯僵化，并在适宜条件下，夏季由僵虫头端抽生出长棒状的子座而形成，即冬虫夏草菌的子实体与僵虫菌核（幼虫尸体）构成的复合体。

# 茯　苓

【处方用名】白茯苓、赤茯苓、云苓、茯神、茯苓皮。

【来源】为多孔菌科真菌茯苓 *Poria cocos*（Schw.）Wolf 的干燥菌核。

【采收加工】多于7～9月采挖，挖出后除去泥沙，堆置进行"发汗"，摊开晾至表面干燥，再行"发汗"，反复数次至现皱纹、内部水分大部散失后，阴干，称"茯苓个"；用刀削取外皮得"茯苓皮"；去皮后切片为"茯苓片"；切成方形或长方形者为"茯苓块"；中有松根者为"茯神"；去皮后内部带淡红色或棕红色部分切成的片块称"赤茯苓"，去赤茯苓后的白色部分切成的片块为"白茯苓"。

【功效】利水渗湿，健脾，宁心。

【鉴别要点】

望特征：

（1）茯苓个　呈类球形、椭圆形、扁圆形或不规则团块状，大小不一。外皮薄而粗糙，棕褐色至黑褐色，有明显的皱缩纹理。体重，质坚实，断面颗粒性，有的具有裂隙；外层淡棕色，内部白色，少数淡红色，有的中间抱有松根，称为茯神。

（2）茯苓块、片　为去皮后切制的茯苓，平滑细腻，白色、淡红色或淡棕色。（图10-3）

（3）茯苓皮　为削下的茯苓外皮。形状大小不一，外面棕褐色至黑褐色，内面白色或淡棕色，体软质松，略具弹性。（图10-4）

尝其味：嚼之粘牙。

辨佳品：茯苓个以体重坚实、外皮色棕褐、皮纹细、无裂隙、断面白色细腻、粘牙力强者为佳。

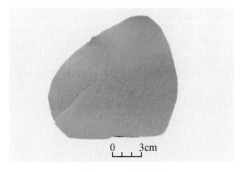

图10-3　茯苓片

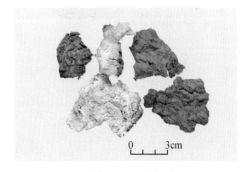

图10-4　茯苓皮

【炮制规格及临床应用】

**1.茯苓块、茯苓片、茯苓丁**　切制成块或切厚片或切丁，生用。

**2.朱茯苓**　取茯苓片或丁，加一定量朱砂细末拌匀（每100kg茯苓用朱砂2kg），为朱茯苓（图10-5）。茯苓经朱砂拌过后能增强茯苓镇静安神的作用，用于惊悸、烦躁、失眠等病证。

【附注】

1.《本草纲目》："茯苓，《史记·龟策传》作伏灵。盖松之神灵之气，伏结而成，故谓之伏灵、伏神也。"

2.前人认为茯苓皮走表，长于利肌表之水肿；白茯苓偏入气分，赤茯苓偏入血

分；白茯苓偏补，赤茯苓偏利；补脾益心，则白茯苓优于赤茯苓；分利水湿，行血消瘀，则赤茯苓胜于白茯苓；抱附松根生者称茯神（图10-6），用于安神。综上所示，白茯苓偏于健脾，赤茯苓偏于渗利湿热，茯神偏于安神，茯苓皮长于利水渗湿，多用于皮肤水肿。

3. 传统将朱砂拌茯苓称为朱茯苓，认为可增强宁心安神之效。但因朱砂主含硫化汞（HgS），不溶于水，且不能煎煮加热，如经加热，易析出汞，产生毒性。故朱茯苓只宜作丸散剂服用，不宜作汤剂用。

4. 茯苓含有的菌丝，水分较难浸入内部，若入汤剂，以切成薄片（1～2mm）或打碎入煎为宜，以便有效成分充分溶解，提高疗效。

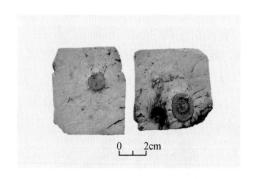

图 10-5　茯神饮片

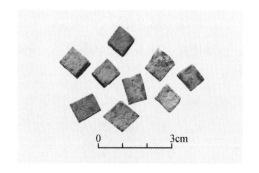

图 10-6　朱茯苓饮片

# 猪　苓

【处方用名】粉猪苓。

【来源】为多孔菌科真菌猪苓 *Polyporus umbellatus*（Pers.）Fries 的干燥菌核。

【采收加工】常寄生于山林地下的树根周围土壤中。春、秋二季采挖，去净泥沙，干燥。

【功效】利水渗湿。

【鉴别要点】

望特征：呈条形、类圆形、块状或扁块状，有的有分枝。表面黑色、灰黑色或棕黑色，皱缩或有瘤状突起。体轻，质硬，能浮于水面，断面细腻，类白色或黄白色，略呈颗粒状。（图10-7～图10-9）

辨佳品：以个大、皮黑、肉白、体较重者为佳。

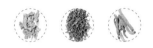

【炮制规格】切厚片，生用。

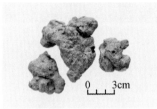
图 10-7　猪苓外形

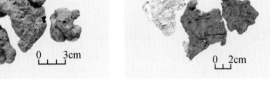
图 10-8　猪苓皮

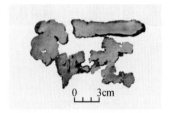
图 10-9　猪苓饮片

【附注】

1.《本草经集注》："其块黑似猪屎，故以名之。""是枫树苓，其皮黑色、肉白而实者佳，削去皮用。"

2.《本草纲目》："马屎曰通，猪屎曰零（即苓字），其块零落而下故也。""猪苓亦是木之余气所结，如松之余气结茯苓之义。他木皆有，枫木为多耳。"

3. 植物形态：菌核体呈长形块状或不规则块状。子实体自地下菌核内生出，常多数合生，菌柄基部相连或多分枝，形成一丛菌盖，伞形或伞状半圆形，总直径约为 15 cm。每一菌盖为圆形，中央凹陷呈脐状，表面浅褐色至茶褐色。菌肉薄，与菌管皆为白色；管口微小，呈多角形。子实体在夏季形成。

## 第十一章　树脂类中药

# 乳　香

【处方用名】乳香、制乳香、醋乳香、炒乳香、滴乳香。

【来源】为橄榄科植物乳香树 *Boswellia carterii* Birdw. 及同属其他数种植物树皮渗出的树脂。分为索马里乳香和埃塞俄比亚乳香，每种乳香又分为乳香珠和原乳香。

【采收加工】春、秋两季均可采收，通常以春季为盛产期。乳香树干的皮部有离生树脂道，采收时将树皮自下而上切伤，并开狭沟，使树脂自伤口渗出流入沟中，数天后凝成硬块，即可采集。本品遇热易氧化变色，宜贮于阴凉处，并密闭防尘。

【功效】活血行气止痛，消肿生肌。

【鉴别要点】

望特征：长卵形滴乳状、类圆形颗粒，有时粘连成团块。大者长达 2cm（乳香珠）或 5cm（原乳香）。表面黄白色，半透明，被有黄白色粉末，久存则颜色加深。质坚脆，断面蜡样或玻璃样光泽。取本品与水共研能形成白色乳状液。遇热变软，易燃烧，烧之微有香气（但不应有松香气），显油性，冒黑烟，并有黑色残渣。（图 11-1）

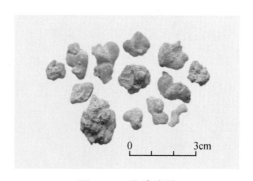

图 11-1　乳香外形

闻其气：气微芳香。

尝其味：味微苦，嚼之有砂粒感，随即软化成胶块而粘牙，唾液呈乳白色，微有香辣感。

辨佳品：一般以呈颗粒状、半透明、色淡黄、无杂质、粉末粘手、气芳香者为佳。

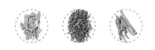

【炮制规格及临床应用】

**1. 乳香**　大块砸碎。生品气味浓烈，对胃有一定的刺激性，容易引起恶心、呕吐，故多外用。

**2. 醋乳香**　表面深黄色，显油亮光泽，略有醋气。醋炙后缓和刺激性便于服用，易于粉碎，还能增强活血止痛、收敛生肌的作用。

**3. 炒乳香**　表面油黄色，微透明，具特异香气。炒炙后作用与醋炙基本相同。

【附注】

1. 乳香始载于《名医别录》，称为薰陆香。李时珍谓："按叶廷圭香录云：乳香一名薰陆香，出大食国南，其树类松，以斧斫树，脂溢于外，结而成香，聚而成块。上品为拣香，圆大为乳头，透明，俗称滴乳。次曰明乳，其色亚于拣香。又次为瓶香，以瓶收者。"

2. 乳香为薰香原料。

# 没　药

【处方用名】没药、炒没药、炙没药、醋没药。

【来源】为橄榄科植物地丁树 *Commiphora myrrha* Engl. 或哈地丁树 *Commiphora molmol* Engl. 的干燥树脂。分天然没药和胶质没药两种。

【功效】活血止痛，消肿生肌。

【鉴别要点】

望特征：呈不规则颗粒状或不规则碎片状，红棕色或黄棕色，表面粗糙，附有粉尘。质坚脆。（图 11-2）

闻其气：有特异香气。

尝其味：味苦而微辛。

辨佳品：以块大、半透明、色红棕、微粘手、香气浓而持久、杂质少者为佳。

【炮制规格及临床应用】

**1. 没药**　大块砸碎。生品气味浓烈，对胃有一定的刺激性，容易引起恶心、呕吐，故多外用。

**2. 醋没药**　表面黑褐色或棕黑色，显油亮光泽（图 11-3），略有醋气。醋炙后缓和刺激性便于服用，易于粉碎，还能增强活血止痛、收敛生肌的作用。

**3. 炒没药**　表面黑褐色或棕黑色。炒炙后能缓和刺激性，便于服用和粉碎。

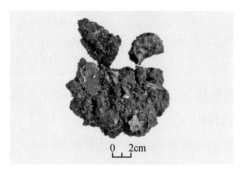

图 11-2　没药外形

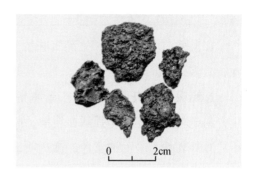

图 11-3　醋没药外形

【附注】

1.《本草纲目》载为"末药"。

2.乳香、没药二者味辛、苦，归心、肝、脾经。均有活血止痛、消肿生肌之功，常相须为用。生用其活血消肿止痛力强，研末外用均具生肌敛疮之功效，内服多制后入丸散剂。气味均臭浊，对局部有较强的刺激性，常醋炙或炒炙。

3.乳香性偏温，善于调气活血，兼能舒筋活络，在治疗气血瘀滞的痹证时多用。而没药性平，偏于散血行瘀，无舒筋之功，在治疗血瘀气滞较重之胃痛时多用。

# 第十二章　动物类中药

## 鳖　甲

【处方用名】上甲、团鱼甲、鳖盖子。

【来源】为脊索动物门爬行纲鳖科动物鳖 *Trionyx sinensis* Wiegmann 的背甲。

【功效】滋阴潜阳，软坚散结，退热除蒸。

【鉴别要点】

望特征：呈椭圆形或卵圆形，长 10～20cm，宽 9～14cm，厚约 5mm，背面隆起。背面灰褐色或黑绿色，密布皱褶并有灰黄色或灰白色斑点；腹面灰白色，中部有突起的脊椎骨，颈骨向内卷曲，两侧有对称的肋骨各 8 条，伸出边缘。质坚硬，易自骨板衔接缝断裂。（图 12-1、图 12-2）

闻其气：气微腥。

尝其味：味淡。

辨佳品：以身干、无残肉、无腥臭味者为佳。

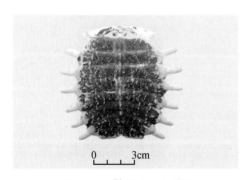

图 12-1　鳖甲（正）外形

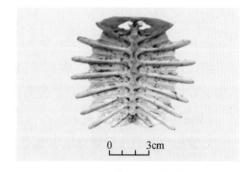

图 12-2　鳖甲（反）外形

【炮制规格及临床应用】

**1. 鳖甲**　净药材清水浸泡，不换水，至皮肉筋膜与甲骨容易分离时取出，洗净，日晒夜露至无臭味。生用养阴清热，潜阳息风之力较强。

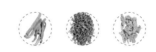

**2. 醋鳖甲** 净药材砂炒后醋淬。生品质地坚硬，有腥臭气，砂炒醋淬后质变酥脆，易于粉碎机煎出有效成分，并能矫味矫臭。醋制还能增强入肝消积的作用。制鳖甲软坚散结之力较强。

【附注】

1. 主产于湖北、安徽、江苏、河南、湖南、浙江、江西等省。已有人工饲养。

2. 全年均可捕捉，以秋、冬二季为多，捕捉后杀死，置沸水中烫至背甲上的硬皮能剥落时，取出，剥取背甲，除去残肉，晒干。

# 穿山甲

【处方用名】穿山甲、山甲、炮山甲、醋山甲、醋甲片。

【来源】为脊索动物门哺乳纲鲮鲤科动物穿山甲 *Manis pentadactyla* L. 的鳞甲。

【功效】通经下乳，消肿排脓，搜风通络。

【鉴别要点】

望特征：呈扇面形或近似三角形，中间较厚，边缘较薄，长 3 ～ 5cm，宽 4 ～ 5cm。背面淡棕色或黑棕色，有纵纹和横线纹；腹面色淡，前半部光滑，中部有 1 条棱线，自棱线至底部有横皱纹，角质，微透明，坚韧，不易折断。（图 12-3）

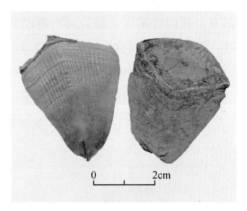

闻其气：气微腥。

尝其味：味微咸。

辨佳品：以甲片均匀、表面光洁、色棕黑或棕黄、不带皮肉、杂质少者为佳。

图 12-3 穿山甲片

【炮制规格及临床应用】

**1. 穿山甲** 杀死后置沸水中略烫，取下甲片，洗净，晒干。生品质地坚硬，并有腥臭气，临床多用其制品

**2. 炮山甲** 净药材砂炒（图 12-4）。多用于痈疽肿毒。

**3. 醋山甲** 醋淬（图 12-5）。通经、下乳力强，多用于经闭不通，乳汁不下。

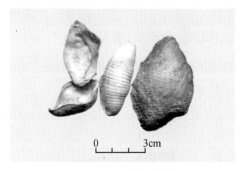

图 12-4　炮山甲饮片

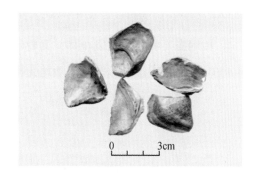

图 12-5　醋山甲饮片

【附注】

穿山甲是善于掘洞而居的动物，挖洞之迅速犹如有"穿山之术"，它的外表一般会让人想起古代的麒麟或龙等动物，除了脸部和腹部外，全身覆盖着 500 ～ 600 块覆瓦状排列的像鱼鳞一样的厚鳞片，不仅像古代战士的铠甲，甚至比铠甲还要坚硬，据说连小口径步枪都难以击穿。

# 地　龙

【处方用名】地龙、酒地龙。

【来源】为环节动物门钜蚓科动物参环毛蚓 *Pheretima aspergillum*（E.Perrier）、通俗环毛蚓 *P. vulgaris* Chen、威廉环毛蚓 *P. guillelmi*（Michaelsen）或栉盲环毛蚓 *P. pectinifera* Michaelsen 的干燥体。前者习称"广地龙"，后三者习称"沪地龙"。

【功效】清热，定惊，平喘，通络。

【鉴别要点】

望特征：

（1）广地龙　呈扁片状，扭曲不直，长 10 ～ 20cm，宽 1 ～ 2cm，除首尾两端外，腹部已剖开，内脏已除去，棕褐色。口及肛门可见。环带明显，习称"白颈"。雄性生殖孔在第 18 节两侧，呈小突起状，质脆，易折断。（图 12-6 ～图 12-8）

（2）沪地龙　呈弯曲的圆柱形，长 5 ～ 10cm，直径 3 ～ 7mm。环带多不明显，黄色至灰棕色，不平直。质轻而脆，断面肉薄，常附泥土。

闻其气：气腥。

尝其味：味微咸。

辨佳品：以条大、肥厚、不碎、身干、杂质少者为佳。

【炮制规格及临床应用】

**1.地龙**　鲜品能息风止痉，又善清热。生品以平喘、通络、利尿为主。

**2.滑石粉烫地龙**　滑石粉炒地龙段。利于粉碎和解腥，便于服用。

**3.酒地龙**　黄酒炙地龙段（图12-9）。利于粉碎和解腥，便于服用。

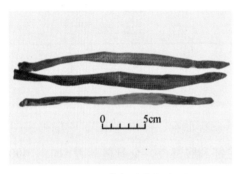

图12-6　地龙（广）外形

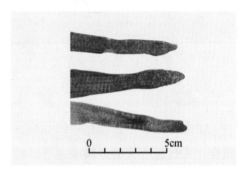

图12-7　广地龙头部特征

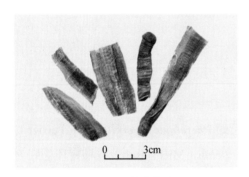

图12-8　地龙饮片

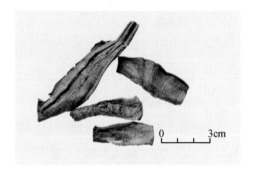

图12-9　酒地龙饮片

【附注】

1.广地龙主产于广东、广西、福建，沪地龙主产于上海、河南、山东、安徽。

2.《神农本草经》下品载有白颈蚯蚓。陶弘景谓："入药用白颈，是其老者。"从现代分类学角度看，白颈就是指似戒指状的环带（生殖带），色乳白或肉红，是东方分布最多的环毛属最显著的标志，到了性成熟时才显现出来。因此，白颈蚯蚓是指环毛属蚯蚓这一类，非指蚯蚓的某一种。

# 龟　甲

【处方用名】龟甲、龟板、烫龟板。

【来源】为脊索动物门爬行纲龟科动物乌龟 *Chinemys reevesii*（Gray）的背甲及腹甲。

【功效】滋阴潜阳，益肾健骨。

【鉴别要点】

望特征：背甲及腹甲由甲桥相连，背甲稍长于腹甲。背甲呈长椭圆形拱状，前部略窄于后部，外表面棕褐色或黑色，前端有颈角板 1 块，脊背中央有椎角板 5 块，两侧各有对称肋角板 4 块，边缘每侧具缘角板 11 块，尾部具臀角板 2 块。

腹甲呈板片状，近长方椭圆形，长 10 ～ 20cm，宽 7 ～ 10cm，厚约 5mm。外表面黄棕色至棕色，有时具紫棕色放射状纹理；内表面黄白色。全体由 12 块腹鳞甲对称嵌合而成，鳞甲间呈锯齿状嵌合；两侧有肋鳞甲，呈翼状斜向上方弯曲。表面光滑，外皮尚存，有的略带血迹（血板）；或无光泽，有脱皮的痕迹（烫板）。质坚硬，易自甲缝处断裂。（图 12-10、图 12-11）

闻其气：气微腥。

尝其味：味微咸。

辨佳品：以块大、完整、洁净、无腐肉者为佳。

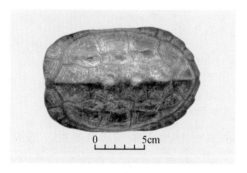

图 12-10 背甲外形

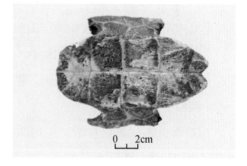

图 12-11 腹甲外形

【炮制规格及临床应用】

**1. 龟甲** 取原药材，置蒸锅内，沸水蒸 45 分钟，取出，放入热水中，立即用硬刷除净皮肉，洗净，晒干。

**2. 醋龟甲** 取净龟甲，用沙子炒至表面淡黄色，取出，醋淬，干燥。用时捣碎。每 100kg 龟甲用醋 20kg。

**3. 龟甲胶** 为净龟甲经煎熬、浓缩制成的胶质块状物，褐色半透明。兼有补血止血之功。

【附注】

1. 主产于浙江、湖北、湖南等省。

2. 乌龟全年均可捕捉，以秋、冬二季为多，捕捉后杀死，剥取背甲及腹甲，除去残肉，称为"血甲"。或用沸水烫死，剥取背甲及腹甲，除去残肉，晒干者，称为"烫甲"。一般认为血甲比烫甲质量好。入药宜打碎先煎。

3. 龟甲和鳖甲都是滋阴药，龟甲滋养肾阴，鳖甲滋养肝阴。中医理论认为肝肾同源，肝阴和肾阴是相互滋养的，二药合用能肝、肾同补，如《温病条辨》中的三甲复脉汤。

4. 龟甲和鳖甲的效应类似，都是滋阴潜阳的药物：鳖甲取的是背甲，清虚热更好；龟甲传统用的是腹甲，壮骨最好，一般阴虚的人常用。

龟甲和鳖甲二药的侧重点还是有区别的。龟甲滋养肾阴，能提高肾上腺皮质功能，这是鳖甲所没有的作用；鳖甲软坚散结，抗癌为主，这是龟甲所不及的。这就是大补阴丸用龟甲、鳖甲煎丸用鳖甲的道理。

# 蛤　蚧

【处方用名】仙蟾、大壁虎、蚧蛇。

【来源】本品为壁虎科动物蛤蚧 *Gekko gecko* Linnaeus 的干燥体。

【功效】补肺益肾，纳气定喘，助阳益精。

【鉴别要点】

望特征：本品呈扁片状，头颈部及躯干部长 9～18cm，头颈部约占 1/3，腹背部宽 6～11cm，尾长 6～12cm。头略呈扁三角形，两眼多凹陷成窟窿，口内有细齿，生于颚的边缘，无异型大齿。吻部半圆形，吻鳞不切鼻孔，与鼻鳞相连，上鼻鳞左右各 1 片，上唇鳞 12～14 对，下唇鳞（包括颏鳞）21 片。腹背部呈椭圆形，腹薄。背部呈灰黑色或银灰色，有黄白色、灰绿色或橙红色斑点散在或密集成不显著的斑纹，脊椎骨和两侧肋骨突起。四足均具 5 趾，趾间仅具蹼迹，足趾底有吸盘。尾细而坚实，微现骨节，与背部颜色相同，有 6～7 个明显的银灰色环带，有的再生尾较原生尾短，且银灰色环带不明显。全身密被圆形或多角形微有光泽的细鳞。（图 12-12）

闻其气：气腥。

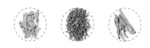

尝其味：味微咸。

辨佳品：以体大、肥壮、尾粗而长、无虫蛀者为佳。

【炮制规格】

**1. 蛤蚧**　除去鳞片及头足，切成小块。

**2. 酒蛤蚧**　取蛤蚧块，用黄酒浸润后，烘干。

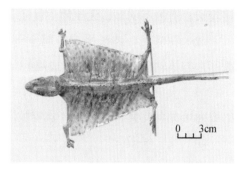

图 12-12　蛤蚧外形

【附注】

1. 主产于广西。

2. 蛤蚧药材为除去内脏的干燥体，是中药中专门补肺的珍贵药品。始载于《海药本草》，宋代《开宝本草》有："蛤蚧生岭南山谷及城墙或大树间，形如守宫，身长四五寸，尾与身等长。"以其雄性鸣声"蛤"，而雌者鸣声"蚧"，雌雄同居鸣声各异，故称。

3. 据有关资料：从外形上一般来说，雄性体大而粗壮，头较大，颈和尾较细；雌性则相反。雄性股部腹面有"∧"形排列的股孔；雌性没有。生殖时期，雌性体后部膨大。另外，雄性尾基部腹面紧靠泄殖腔处有两个椭圆形隆起，叫半阴茎囊，内有两个半茎（交接器），各有一个开口。用拇指和食指向泄殖腔方向压挤，可见半阴茎翻出体外。雌性不具上述特征。

# 海　龙

【处方用名】海蛇。

【来源】本品为海龙科动物刁海龙 *Solenognathus hardwickii*（Gray）、拟海龙 *Syngnathoides biaculeatus*（Bloch）或尖海龙 *Syngnathus acus* Linnaeus 的干燥体。

【功效】温肾壮阳，散结消肿。

【鉴别要点】

望特征：

（1）刁海龙　体狭长侧扁，全长 30～50cm。表面黄白色或灰褐色。头部具管状长吻，口小，无牙，两眼圆而深陷，头部与体轴略呈钝角。躯干部宽 3cm，五棱形，尾部前方六棱形，后方渐细，四棱形，尾端卷曲。棱两侧各有 1 列灰黑色斑点状色带。全体被以具花纹的骨环和细横纹，各骨环内有突起粒状棘。胸鳍短宽，背

鳍较长，有的不明显，无尾鳍。骨质，坚硬。（图 12-13）

（2）拟海龙　体长平扁，躯干部略呈四棱形，全长 20～22cm，表面灰黄色。头部常与体轴成一直线。（图 12-14）

（3）尖海龙　体细长，呈鞭状，全长 10～30cm，未去皮膜。表面黄褐色。有的腹面可见育儿囊，有尾鳍。质较脆弱，易撕裂。（图 12-15）

闻其气：气微腥。

尝其味：味微咸。

辨佳品：以条大、色白、头尾整齐不碎者为佳。

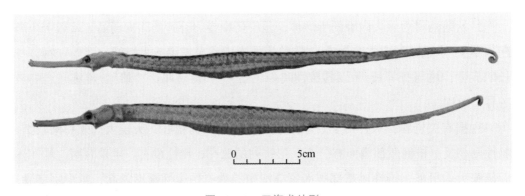

图 12-13　刁海龙外形

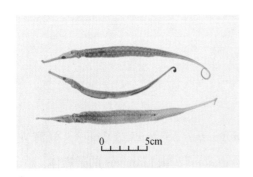

图 12-14　拟海龙外形

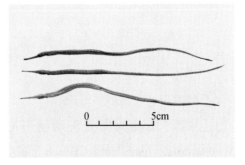

图 12-15　尖海龙外形

【炮制规格】

海龙：取原药材，用水刷净，切块即成。

【附注】

1. 刁海龙主产于广东省。拟海龙主产于福建、广东沿海，药材习称海钻。

2. 始载于《本草纲目拾遗》，列于介部，为我国传统的补肾壮阳珍品。《本草纲目拾遗》记载："海龙，产澎湖澳，冬日双跃海滩，渔人获之，号为珍物。"

# 海　马

【处方用名】水马、马头鱼。

【来源】本品为海龙科动物线纹海马 *Hippocampus kelloggi* Jordan et Snyder、刺海马 *Hippocampus histrix* Kaup、大海马 *Hippocampus kuda* Bleeker、三斑海马 *Hippocampus trimaculatus* Leach 或小海马（海蛆）*Hippocampus japonicus* Kaup 的干燥体。

【功效】温肾壮阳，散结消肿。

【鉴别要点】

望特征：

（1）线纹海马　呈扁长形而弯曲，体长约 30cm。表面黄白色。头略似马头，有冠状突起，具管状长吻，口小，无牙，两眼深陷。躯干部七棱形，尾部四棱形，渐细卷曲，体上有瓦楞形的节纹并具短棘。体轻，骨质，坚硬。

（2）刺海马　体长 15～20cm。头部及体上环节间的棘细而尖。（图 12-16）

（3）大海马　体长 20～30cm。黑褐色。

（4）三斑海马　体侧背部第 1、4、7 节的短棘基部各有一黑斑。（图 12-17）

（5）小海马（海蛆）　体形小，长 7～10cm。黑褐色。节纹和短棘均较细小。（图 12-18）

闻其气：气微腥。

尝其味：味微咸。

辨佳品：以个大、色白、质坚实、头尾整齐不碎、无杂质者为佳。

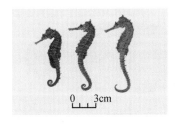

图 12-16　刺海马外形

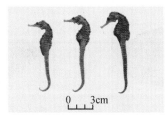

图 12-17　三斑海马外形

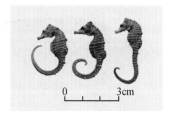

图 12-18　小海马外形

【炮制规格】

海马：取原药材，除去杂质，用时捣碎或碾粉。

【附注】

1. 主产于广东、福建、台湾、山东等省沿海。有养殖。

2. 海马价格昂贵，商品中掺伪现象主要为海马腹中或育儿袋内注入鱼粉、石蜡、蛋黄、泥沙等及胶类物质，以增加重量。

# 海螵蛸

【处方用名】乌贼骨、海蛸、墨鱼骨、乌贼鱼骨、墨斗鱼骨。

【来源】本品为乌贼科动物无针乌贼 *Sepiella maindroni* de Rochebrune 或金乌贼 *Sepia seculenta* Hoyle 的干燥内壳。

【功效】收敛止血，涩精止带，制酸止痛，收湿敛疮。

【鉴别要点】

望特征：

（1）无针乌贼 呈扁长椭圆形，中间厚，边缘薄，长 9～14cm，宽 2.5～3.5cm，厚约 1.3cm。背面有磁白色脊状隆起，两侧略显微红色，有不甚明显的细小疣点；腹面白色，向尾端到中部有细密波状横层纹；角质缘半透明，尾部较宽平，无骨针。体轻，质松，易折断，断面粉质，显疏松层纹。

（2）金乌贼 长 13～23cm，宽约 6.5 cm，背面疣点明显，略呈层状排列；腹面的细密波状横层纹占全体大部分，中间有纵向浅槽；尾部角质缘渐宽，向腹面翘起，末端有一骨针，多已断落。（图 12-19～图 12-21）

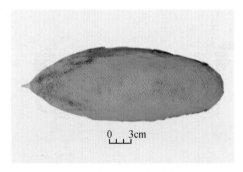

图 12-19　海螵蛸（金乌贼）背面观

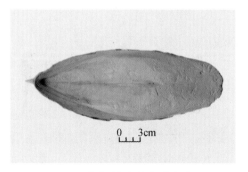

图 12-20　海螵蛸（金乌贼）腹面观

闻其气：气微腥。

尝其味：味微咸。

辨佳品：以色白、洁净者为佳。

【炮制规格及临床应用】

**1. 海螵蛸**　生品有收敛止血、固精止带、制酸等作用。

**2. 炒海螵蛸**　海螵蛸块文火炒至黄色为度。炒后敛湿作用增强，温涩作用也略胜于生品。

**3. 煅海螵**　海螵蛸块煅至焦黑色。止血止带、敛疮作用比炒海螵蛸更强。

【附注】

1. 乌贼属肉食性动物，以甲壳类及小鱼为食。

2. 无针乌贼主产于浙江、福建沿海。金乌贼主产于辽宁、山东及江苏等省沿海。

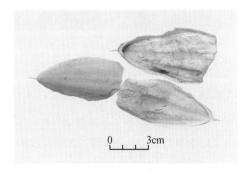

图 12-21　海螵蛸（金乌贼）外形

# 金钱白花蛇

【处方用名】小白花蛇。

【来源】本品为眼镜蛇科动物银环蛇 *Bungarus multicinctus* Blyth 的幼蛇干燥体。

【功效】祛风，通络，止痉。

【鉴别要点】

望特征：本品呈圆盘状，盘径 3 ～ 6cm，蛇体直径 0.2 ～ 0.4cm。头盘在中间，尾细，常纳口内，口腔内上颌骨前端有毒沟牙 1 对，鼻间鳞 2 片，无颊鳞，上下唇鳞通常各为 7 片。背部黑色或灰黑色，有白色环纹 45 ～ 58 个，黑白相间，白环纹在背部宽 1 ～ 2 行鳞片，向腹面渐增宽，黑环纹宽 3 ～ 5 行鳞片，背正中明显突起一条脊棱，脊鳞扩大呈六角形，背鳞细密，通身单行，尾下鳞单行。（图 12-22）

闻其气：气微腥。

尝其味：味微咸。

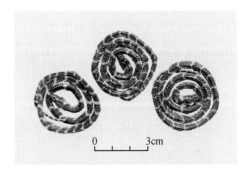

图 12-22　金钱白花蛇外形

辨佳品：以身干、头尾俱全、不蛀、不霉、不泛油、无异臭者为佳。

【炮制规格】

金钱白花蛇：夏、秋二季捕捉，剖开腹部，除去内脏，擦净血迹，用乙醇浸泡处理后，盘成圆形，用竹签固定，干燥。

【附注】

1. 主产于广东、广西。广东、江西等省有养殖。

2. 金钱白花蛇过去作为白花蛇（蕲蛇）的一个品种，1977 年颁《中华人民共和国药典》已将两者分别列出，今从之。

# 羚羊角

【处方用名】滑石粉、块滑石。

【来源】本品为牛科动物赛加羚羊 *Saiga tatarica* Linnaeus 的角。

【功效】平肝息风，清肝明目，散血解毒。

【鉴别要点】

望特征：本品呈长圆锥形，略呈弓形弯曲，长 15 ～ 33cm；类白色或黄白色，基部稍呈青灰色。嫩枝对光透视有"血丝"或紫黑色斑纹，光润如玉，无裂纹，老枝则有细纵裂纹。除尖端部分外，有 10 ～ 16 个隆起环脊，间距约 2cm，用手握之，四指正好嵌入凹处。角的基部横截面圆形，直径 3 ～ 4cm，内有坚硬质重的角柱，习称"骨塞"，骨塞长约占全角的 1/2 或 1/3，表面有突起的纵棱与其外面角鞘内的凹沟紧密嵌合，从横断面观，其结合部呈锯齿状。除去"骨塞"后，角的下半段成空洞，全角呈半透明，对光透视，上半段中央有一条隐约可辨的细孔道直通角尖，习称"通天眼"。质坚硬。（图 12-23 ）

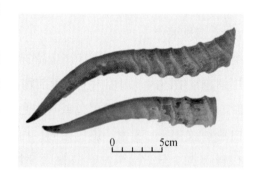

图 12-23　羚羊角外形

闻其气：气微。

尝其味：味淡。

辨佳品：以质嫩、色白、光润、内含红色斑纹、无裂纹者为佳。

【炮制规格】

羚羊角：全年均可捕猎，猎取后锯下角，清除角上的杂质，晒干。

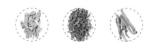

【附注】

主产于新疆西北部。苏联产量大。

# 鹿　茸

【处方用名】花鹿茸、马鹿茸、黄毛茸、青毛茸、血茸。

【来源】本品为鹿科动物梅花鹿 *Cervus nippon* Temminck 或马鹿 *Cervus elaphus* Linnaeus 的雄鹿未骨化密生茸毛的幼角。前者习称"花鹿茸"，后者习称"马鹿茸"。

【功效】壮肾阳，益精血，强筋骨，调冲任，托疮毒。

【鉴别要点】

望特征：

（1）花鹿茸　呈圆柱状分枝。具一个分枝者习称"二杠"，主枝习称"大挺"，长 17～20cm，锯口直径 4～5cm；离锯口约 1cm 处分出侧枝，习称"门庄"，长 9～15cm，直径较大挺略细。外皮红棕色或棕色，多光润，表面密生红黄色或棕黄色细茸毛，上端较密，下端较疏，分岔间具 1 条灰黑色筋脉，皮茸紧贴。锯口黄白色，外围无骨质，中部密布细孔。具两个分枝者，习称"三岔"，主枝长 23～33cm，直径较二杠细，略呈弓形，微扁，枝端略尖，下部多有纵棱筋及突起疙瘩；皮红黄色，茸毛较稀而粗。体轻。（图 12–24～图 12–27）

（2）马鹿茸　较花鹿茸粗大，分枝较多，侧枝一个者习称"单门"，两个者习称"莲花"，三个者习称"三岔"，四个者习称"四岔"或更多。按产地分为"东马鹿茸"和"西马鹿茸"。

（3）东马鹿茸　"单门"大挺长 25～27cm，直径约 3cm。外皮灰黑色，茸毛灰褐色或灰黄色，锯口面外皮较厚，灰黑色，中部密布细孔，质嫩；"莲花"大挺长可达 33cm，下部有棱筋，锯口面蜂窝状小孔稍大；"三岔"皮色深，质较老；"四岔"茸毛粗而稀，大挺下部具棱筋及疙瘩，分枝顶端多无毛，习称"捻头"。

（4）西马鹿茸　大挺多不圆，顶端圆扁不一，长 30～100cm。表面有棱，多抽缩干瘪，分枝较长且弯曲，茸毛粗长，灰色或黑灰色。锯口色较深，常见骨质。

闻其气：气微腥。

尝其味：味微咸。

辨佳品：以茸形粗壮、饱满、皮毛完整、质嫩、油润、无骨棱、未骨化者为佳。

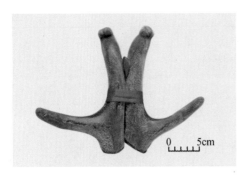

图 12-24 鹿茸（二杠）外形

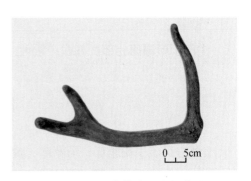

图 12-25 鹿茸（三岔）外形

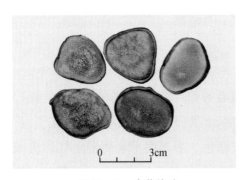

图 12-26 鹿茸饮片

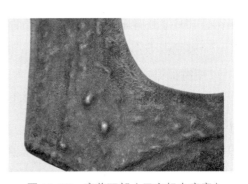

图 12-27 鹿茸下部（示突起小疙瘩）

【炮制规格】

**1. 鹿茸**　夏、秋二季锯取鹿茸，经加工后，阴干或烘干。

**2. 鹿茸片**　取鹿茸，燎去茸毛，刮净，以布带缠绕茸体，自锯口面小孔灌入热白酒，并不断添酒，至润透或灌酒稍蒸，横切薄片，压平，干燥。

【附注】

1. 花鹿茸主产于吉林、辽宁、河北等省。马鹿茸主产于黑龙江、吉林、内蒙古、新疆、青海、云南、四川、甘肃等省区。东北产者习称"东马鹿茸"，西北产者习称"西马鹿茸"。现均有人工饲养。

2. 目前我国分锯茸和砍茸两种方法。主要是经水煮、烘烤、风干方法加工而成。

锯茸：一般从第三年的鹿开始锯取。二杠茸每年采收两次，第一次在清明后45～50天，习称"头茬茸"，立秋前后锯第二次，为"二茬茸"；三岔茸只收一次，约在 7 月下旬。

锯下的鹿茸进行排血、清洗消毒，置沸水中反复烫，使茸内血液排出。然后晾干、烘干，最高温度不能超过 60 ℃。最后一步是要凉透。

马鹿茸加工方法与花鹿茸不同处是煮烫时不要排血，煮烫和干燥时间比花鹿茸要长。

砍茸：将死鹿或老鹿头砍下，再将茸连脑盖骨锯下，刮净残肉，反复用沸水烫，放通风处晾干至室内风干。

# 牛　黄

【处方用名】蛋黄、管黄。

【来源】为脊索动物门哺乳纲牛科动物黄牛 *Bos taurus domesticus* Gmelin 的胆囊结石（少数为胆管、肝管结石）。习称"天然牛黄"。

【功效】清心开窍，定惊，清热。

【鉴别要点】

望特征：

（1）蛋黄　多呈卵形、不规则球形、方圆形或三角形，直径 0.6 ～ 3.3cm。表面金黄色或棕黄色，细腻而稍有光泽，有的外部挂有一层黑色光亮的薄膜，习称"乌金衣"，有的粗糙具裂纹。体轻，质松脆易碎，断面黄色，有排列整齐的同心层纹。其水液可使指甲染黄，习称"挂甲"。（图 12-28 ～图 12-30）

（2）管黄　呈管状，表面不平或有横曲纹，或为破碎的小片，长约 3cm，直径 1 ～ 1.5 cm。表面红棕色或棕褐色，有裂纹及小突起。断面有较少的层纹，有的中空，色较深。（图 12-31）

闻其味：气清香。

尝其味：味先苦而后微甜。入口有清凉感，嚼之不粘牙。

辨佳品：以完整、色棕黄、质松脆、断面层纹清晰而细腻者为佳。

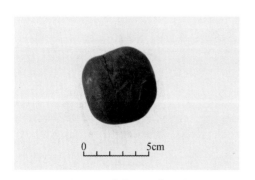

图 12-28　牛黄（蛋黄）外形

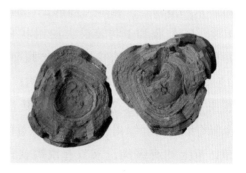

图 12-29　牛黄断面

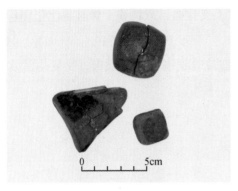

图 12-30　牛黄五金衣

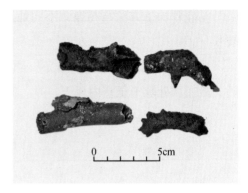

图 12-31　牛黄（管黄）外形

【炮制规格】

牛黄：宰牛时检查胆囊、胆管及肝管，如发现有牛黄，即滤去胆汁，将牛黄取出，除去外部薄膜，阴干。

【附注】

1. 主产于北京、天津、内蒙古及东北等地。

2. 牛黄为贵重药材，一些不法分子用植物的粉末加蛋清、蛋黄和牛胆汁等制成伪品，或用其他动物的胆结石等伪充。

# 全　蝎

【处方用名】全虫。

【来源】本品为钳蝎科动物东亚钳蝎 *Buthus martensii* Karsch 的干燥体。

【功效】息风镇痉，通络止痛，攻毒散结。

【鉴别要点】

望特征：本品头胸部与前腹部呈扁平长椭圆形，后腹部呈尾状皱缩弯曲，完整者体长约 6cm。头胸部呈绿褐色，前面有 1 对短的螯肢和 1 对较长大的钳状脚须，形似蟹螯，背面覆有梯形背甲，腹面有足 4 对，均为 7 节，末端各具 2 爪钩；前腹部由 7 节组成，第 7 节色深，背甲上有 5 条隆脊线。背面绿褐色，后腹部棕黄色，6 节，节上均有纵沟，末节有锐钩状毒刺。（图 12-32）

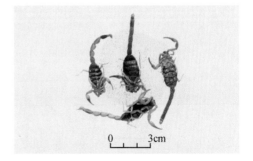

图 12-32　全蝎外形

闻其气：气微腥。

尝其味：味咸。

辨佳品：以身干、完整、绿褐色、腹中无杂质者为佳。

【炮制规格】

**1.淡水蝎**　除去泥沙，置沸水或沸盐水中，煮至全身僵硬，捞出，置通风处，阴干。

**2.盐水蝎**　将蝎洗净后，放入盐水（浓度4%～5%）内浸泡6～12小时捞出，然后放入沸盐水中煮10～20分钟，再捞出，摊放通风处阴干。

【附注】

《本草纲目》："蝎形如水龟，八足而长尾，有节色青，今捕者多以盐泥食之，""其毒在尾，今入药有全用者，谓之全蝎，有用尾者，谓之蝎梢，其力紧。"

# 水　蛭

【处方用名】水蛭、蚂蟥。

【来源】本品为水蛭科动物蚂蟥 *Whitmania pigra* Whitman、水蛭 *Hirudo nipponica* Whitman 或柳叶蚂蟥 *Whitmania acranulata* Whitman 的干燥全体。

【功效】破血，逐瘀，通经。

【鉴别要点】

望特征：

（1）蚂蟥　呈扁平纺锤形，有多数环节，长4～10cm，宽0.5～2cm。背部黑褐色或黑棕色，稍隆起，用水浸后，可见黑色斑点排成5条纵纹；腹面平坦，棕黄色。两侧棕黄色，前端略尖，后端钝圆，两端各具1吸盘，前吸盘不显著，后吸盘较大。质脆，易折断，断面胶质状。（图12-33）

（2）水蛭　扁长圆柱形，体多弯曲扭转，长2～5cm，宽0.2～0.3cm。

（3）柳叶蚂蟥　狭长而扁，长5～12cm，宽0.1～0.5cm。

闻其气：气微腥。

尝其味：味腥臭。

辨佳品：以条整齐、黑棕色、断面有光泽、无杂质者为佳。

【炮制规格及临床应用】

**1.水蛭**　水蛭洗净，切段，干燥。生品有毒，多入煎剂，以破血逐瘀为主。

**2.滑石粉炒水蛭**　取滑石粉置锅内，中火加热炒至灵活状态时，投入水蛭段，

勤加翻动，拌炒至鼓起，呈黄棕色时取出，筛去滑石粉，放凉。呈淡黄色或黄棕色，微鼓起，质酥脆（图 12-34），易碎。滑石粉炒后能降低毒性，质地酥脆，利于粉碎，多入丸散。

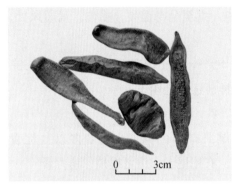

图 12-33　水蛭外形

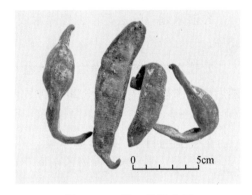

图 12-34　滑石粉烫水蛭

【附注】

1. 蚂蟥及水蛭产于全国各地；柳叶蚂蟥产于河北、安徽、江苏、福建、湖北等省。

2. 水蛭多数生活在水中，也有生活在山林温湿地区的陆生和两栖种类，以吸取动物血液为生的称为吸血水蛭。少数掠食性和腐食性肉食水蛭并不吸血，而以蚯蚓、田螺和昆虫为主。

# 土鳖虫

【处方用名】土元、䗪虫、地鳖。

【来源】本品为鳖蠊科昆虫地鳖 *Eupolyphaga sinensis* Walker 或冀地鳖 *Steleophaga plancyi*（Boleny）的雌虫干燥体。

【功效】破瘀血，续筋骨。有小毒。

【鉴别要点】

望特征：

（1）地鳖　呈扁平卵圆形，头端较狭，尾端较宽，长 1.3 ～ 3cm，宽 1.2 ～ 2.4cm。背部紫褐色，有光泽。背部有胸背板 3 节，前胸背板较发达，盖住头部；腹背板 9 节，呈覆瓦状排列。腹面红棕色。头部较小，有丝状触角 1 对，常脱落。胸部有足

3 对，具细毛和刺，腹部有横环节。质松脆，易碎。（图 12-35）

（2）冀地鳖 呈长椭圆形，长 2.2 ～ 4cm，宽 1.5 ～ 2.5cm。背部黑棕色，通常在边缘带有淡黄褐色斑块及黑色小点。（图 12-36）

地鳖与冀地鳖的主要区别在于：冀地鳖通常边缘带有淡黄褐色斑块及黑色小点。

闻其气：气腥臭。

尝其味：味微咸。

辨佳品：以完整、体肥、色紫褐、腹中杂质少者为佳。

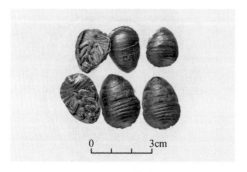

图 12-35 土鳖虫外形

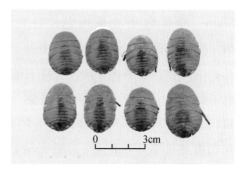

图 12-36 冀地鳖外形

【炮制规格及临床应用】

**1. 土鳖虫** 原药材除去杂质，晒干或焙干，切段，筛去碎屑。生品具有破血逐瘀、续筋骨作用。

**2. 炒土鳖虫** 文火炒净土鳖虫。目的是除去腥臭味和油性，使质地变酥脆，便于粉碎和服用。（图 12-37）

【附注】

1. 地鳖主产于江苏、安徽、河南等省。冀地鳖主产于河北、北京、山东、浙江等省市。

2. 5 ～ 8 月间捕捉。一般用食饵或夜间用灯光诱捕。

3. 土鳖虫、虻虫二药皆为虫类药，药力峻猛，均能破血逐瘀消癥，均可用治血瘀经闭、跌打损伤等瘀血重证。然虻虫性刚而猛，破血逐瘀消癥作用较为猛烈。土鳖虫破血逐瘀之力较缓，又善于续筋接骨，为治疗跌打损伤、筋伤骨折、瘀肿疼痛

图 12-37 炒土鳖虫外形

之要药。

# 乌梢蛇

【处方用名】乌梢蛇、乌蛇、制乌梢蛇。

【来源】本品为游蛇科动物乌梢蛇 *Zaocys dhumnades*（Cantor）的干燥体。

【功效】祛风，活络，镇痉。

【鉴别要点】

望特征：药材呈圆盘状，盘径 13 ～ 16cm。全体乌黑或黑褐色，被菱形细鳞，背鳞行数为偶数。头盘在中央，扁圆形，口内有多数刺状牙齿，脊部高耸，习称"剑脊"；腹部剖开边缘向内卷曲。内面黄白色或淡棕色，可见排列整齐的肋骨。尾部渐细而长。质坚硬。（图 12-38 ～ 图 12-40）

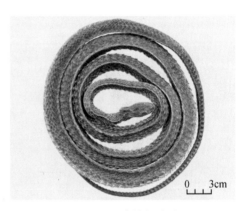

图 12-38　乌梢蛇外形

闻其气：气腥。

尝气味：味淡。

辨佳品：以头尾齐全、皮黑肉黄、质坚实者为佳。

【炮制规格及临床应用】

**1. 乌梢蛇段**　取原药材，除去头、鳞片及灰屑，切段（图 12-41），筛去碎屑。生品以祛风止痒、解痉为主。

**2. 酒乌梢蛇**　酒炙乌梢蛇段。酒炙后能增强祛风通络的作用，并能矫臭、防腐，利于服用和贮存。

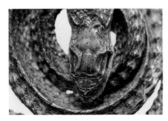

图 12-39　乌梢蛇（示头部）

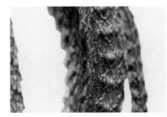

图 12-40　乌梢蛇（示剑脊和鳞片）

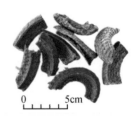

图 12-41　乌梢蛇段

【附注】

1. 主产于浙江、江苏、安徽、江西、福建等省。因全体乌黑或黑褐色，身体细长顺滑而得名。

2. 乌梢蛇母蛇在公母比例中占 51%，受精卵占产卵数的 91.4%，自然孵化率 64.6%，自然成活率 30%。

# 蜈 蚣

【处方用名】蜈蚣、焙蜈蚣。

【来源】本品为蜈蚣科动物少棘巨蜈蚣 *Scolopendra subspinipes mutilns* L. Koch 的干燥体。

【功效】息风镇痉，祛风攻毒。有毒。

【鉴别要点】

望特征：呈扁平长条形，长 9～17cm，宽 0.5～1cm。全体由 22 个环节组成，最后 1 节较细小。头部两节暗红色，有触角及毒钩各一对。背部黑绿色，有光泽，并有两条突起的棱线。腹部淡黄色或棕黄色，皱缩。自第二节起每体节有足一对，生于两侧，黄色或红褐色，弯作钩形。质脆，断面有裂隙。（图 12-42）

闻其气：气微腥，并有特殊刺鼻的臭气。

尝其味：味辛而微咸。

辨佳品：以身干、条长、头红色、足黄色、身墨绿色、头足完整者为佳。

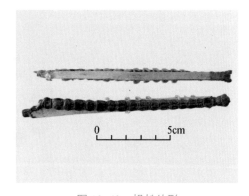

图 12-42 蜈蚣外形

【炮制规格及临床应用】

**1. 蜈蚣** 取原药材，除去竹片及头足，用时折断或捣碎。生品有毒，多外用。

**2. 焙蜈蚣** 取净蜈蚣，除去头足，用文火焙至黑褐色质脆时，放凉。焙后降低毒性，使之干燥，便于粉碎，用于急慢惊风、破伤风等症的痉挛抽搐。

【附注】

1. 主产于湖北、浙江、江苏、安徽、河南、陕西等省。多系野生，亦有饲养。

2. 蜈蚣有去头、足用的习惯，认为头、足的毒性大。

# 珍　珠

【处方用名】蚌珠、珠子。

【来源】为软体动物门珍珠贝科动物马氏珍珠贝 *Pteria martensii*（Dunker）或蚌科（Unionidae）动物三角帆蚌 *Hyriopsis cumingii*（Lea）、褶纹冠蚌 *Cristaria plicata*（Leach）等双壳类动物受刺激形成的珍珠。

【功效】安神定惊，清热益阴，明目解毒，生肌收口。

【鉴别要点】

望特征：呈类球形、卵圆形、长圆形或棒形，直径 1.5 ～ 8mm。表面类白色、浅粉红色、浅黄绿色或浅蓝色，半透明，平滑或微有凹凸，具特有的彩色光泽（图 12-43）。质地坚硬，剖开断面，可见层纹。

闻其气：无臭。

尝其味：味淡。

辨佳品：以颗粒圆整、光泽透明、有宝光、质地坚硬者为佳。

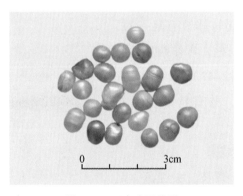

图 12-43　珍珠母外形

【炮制规格及临床应用】

**1. 珍珠**　取原药材，除去杂质，洗净，晾干。具安神定惊、明目退翳、解毒生肌的功效。

**2. 珍珠粉**　取原药材，洗净泥垢，用布包好，置砂锅内，加豆腐、清水共煮约 2 小时，至豆腐呈蜂窝状为止。取出，去豆腐，清水洗净，研细过筛，用冷水水飞至舌舔无渣感为度。取出放入铺好纸的竹筐内晒干或烘干，再研细。珍珠与豆腐共

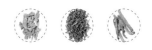

煮，去油腻，令其洁净。珍珠水飞成极细粉，易于被人体吸收。

【附注】

1. 天然珍珠主产于广东、广西、台湾等省区。淡水养殖珍珠主产于黑龙江、安徽、江苏及上海等省市。

2. 人工养殖的无核珍珠，在接种后养殖一年以上，即可采收，但以养殖两年采收的珍珠质量较佳。采收的适宜时间为秋末，因河蚌分泌珍珠质主要是 4 ～ 11 月。

# 第十三章　矿物类中药

# 滑　石

【处方用名】滑石粉、块滑石。

【来源】为硅酸盐类滑石族滑石。习称"硬滑石"。

【功效】利水通淋，清热解暑。外用为撒布剂与赋形剂。

【鉴别要点】

望特征：呈扁平形、斜方形或不规则块状，大小不一。全体白色、蛋青色或黄白色，表面有玻璃样光泽，半透明或不透明。质软而细致，手摸有滑润感，用指甲即可刮下白粉。（图 13-1、图 13-2）

闻其气：无臭，无味，有微凉感。

尝五味：无臭，无味。

辨佳品：以整洁、色青白、滑润、无杂石者为佳。

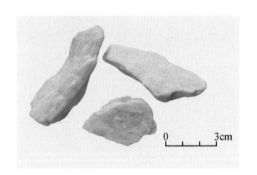

图 13-1　滑石外形

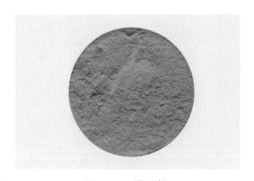

图 13-2　滑石粉

【炮制规格】

**1. 滑石**　取原药材，除去杂石，洗净，干燥，捣碎。为不规则小块，白色或黄白色，有蜡样光泽。

**2. 滑石粉**　滑石砸成小块，或研成细粉，或水飞。为白色或青白色粉末（图

13-2），质细腻，手捻有滑润感。水飞后使药物达到极细和纯净，便于内服及外用。

【附注】

1. 主产于山东、江苏、陕西、山西、辽宁等省。

2. 滑石外用还能清热收湿，用治湿疹、痱子等，可配石膏、炉甘石、枯矾等同用。

# 龙 骨

【处方用名】骨化石、五花龙骨。

【来源】为古代哺乳动物如三趾马、犀类、鹿类、牛类、象类等的骨骼化石或象类门齿的化石。前者习称"龙骨"，后者习称"五花龙骨"。

【功效】镇惊安神，收敛涩精。外用生肌敛疮。

【鉴别要点】

望特征：

（1）龙骨　呈骨骼状或不规则块状。表面白色、灰白色或黄白色至淡棕色，多较平滑，有的具纵纹裂隙或具棕色条纹与斑点。质硬，砸碎后，断面不平坦，色白或黄白，有的中空。关节处膨大，断面有蜂窝状小孔。（图 13-3）

（2）五花龙骨　呈圆筒状或不规则块状。淡灰白色、淡黄白色或淡黄棕色，夹

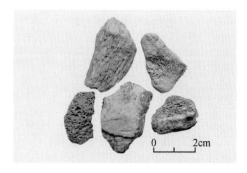

图 13-3　龙骨外形

有蓝灰色及红棕色深浅粗细不同的花纹，偶有不具花纹者。一般表面平滑，有时外层成片剥落，不平坦，有裂隙。质较酥脆，破碎后，断面粗糙，可见宽窄不一的同心环纹。

闻其气：无臭。

尝五味：无味。

辨佳品：龙骨以质硬、色白、吸湿力强者为佳。五花龙骨以体较轻、质酥脆、分层、有花纹、吸湿力强者为佳。

【炮制规格及临床应用】

1. 龙骨　刷净泥土，打碎。生品镇惊潜阳作用较强。

**2. 煅龙骨**　取刷净的龙骨，在无烟的炉火上或坩埚内煅红透，取出，放凉，碾碎。煅后能增强收敛固涩、生肌的功效。（图 13-4）

【附注】

1. 龙齿在《神农本草经》中列为上品，附于龙骨项下。现市售分青龙齿、白龙齿（图 13-5）和龙齿墩三种，习惯认为青龙齿品质较佳，龙齿墩较次，但一般多混合使用。

2. 主产于山西、内蒙古、陕西、甘肃、河北等省。

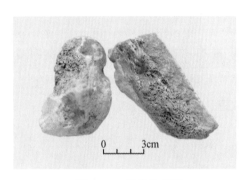

图 13-4　煅龙骨外形

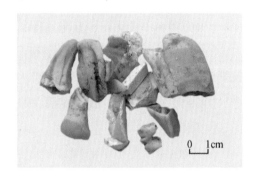

图 13-5　白龙齿外形

# 石　膏

【处方用名】软石膏、细石。

【来源】为硫酸盐类矿物硬石膏族石膏。

【功效】生用清热泻火，除烦止渴；煅用生肌敛疮。

【鉴别要点】

望特征：为纤维状的集合体，呈长块状、板块状或不规则形，大小不一。全体类白色，常附有青灰色或灰黄色片状杂质，有的半透明。质软，体重，手捻能碎。硬度 1.5～2，比重 2.3。易纵向断裂，纵断面具绢丝样光泽。并可见纤维纹理。（图 13-6）

闻其气：无臭。

尝其味：味淡。

辨佳品：以块大色白、质松、纤维状、无杂石者为佳。

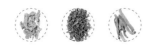

【炮制规格及临床应用】

**1. 生石膏**　去净杂石，洗净泥土，打碎成小块。生用具有清热泻火、除烦止渴的功能。

**2. 煅石膏**　火煅。煅石膏具收湿、生肌、敛疮、止血的功能。（图13-7）

【附注】

主产于湖北、甘肃、四川、安徽、山西等省。

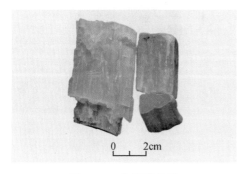

图13-6　生石膏外形

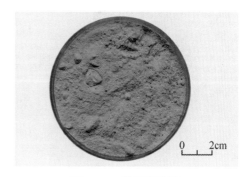

图13-7　煅石膏外形

# 赭　石

【处方用名】代赭石、赤赭石。

【来源】为氧化物类矿物刚玉族赤铁矿。

【功效】平肝潜阳，降逆，止血。

【鉴别要点】

望特征：多呈不规则扁平状，大小不一。全体棕红色或铁青色，表面附有少量棕红色粉末，有的有金属光泽。一面有圆形乳头状的"钉头"，另一面与突起的相对应处有同样大小的凹窝。质坚硬，硬度5.5～6，比重5～5.3。不易砸碎，砸碎面断面显层叠状，且每层均有"钉头"而呈波浪状弯曲，用手抚摸，则有红棕色粉末粘手，条痕色呈樱桃红色。（图13-8）

闻其气：气微。

尝其味：味淡。

辨佳品：以色棕红、有钉头、断面层叠状者为佳。

【炮制规格及临床应用】

**1. 赭石** 除去杂质，砸碎。生用降逆、止血、平肝。

**2. 煅赭石** 煅淬净赭石。煅赭石降低了赭石的苦寒之性，增强了赭石平肝止血作用。煅后赭石质地酥脆，易于粉碎和煎出有效成分。（图 13-9）

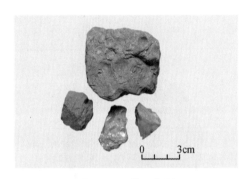

图 13-8　赭石外形

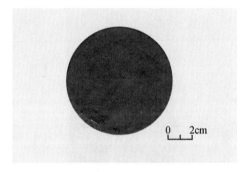

图 13-9　煅赭石外形

【附注】

1. 主产于河北、山西、山东、广东、江苏、河南等省。

2.《斗门方》记载："代赭石一味，火煅醋淬，研末内服，可治吐血、衄血。"

# 朱　砂

【处方用名】丹砂、赤丹、辰砂。

【来源】为硫化合物类矿物辰砂族辰砂。

【功效】安神定惊，清热。

【鉴别要点】

望特征：为块状或颗粒状集合体，呈颗粒状或块片状，鲜红色或暗红色，条痕红色或暗红色，具光泽，体重，质脆，片状者易破碎，粉末状有闪烁的光泽。朱砂被劈成片状、块状、粉末状者分别称为"镜面砂""豆瓣砂""朱宝砂"。（图 13-10）

闻其气：无臭。

尝其味：无味。

辨佳品：以色鲜红，有光泽，质脆体重，无杂质者为佳。

【炮制规格及临床应用】

朱砂粉　净朱砂水飞成细粉。朱砂具有清心镇惊、安神解毒的功能，水飞后使

药物达到纯净，极细粉便于制剂和服用。（图 13-11）

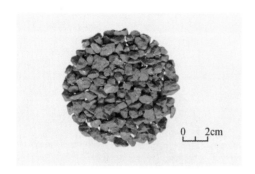

图 13-10 朱砂外形

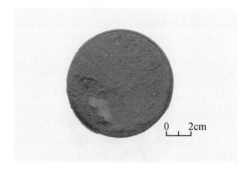

图 13-11 朱砂粉外形

【附注】

1. 主产于贵州、湖南、四川等省区。

2. 本品有毒，不宜大量久服。忌火煅，火煅则析出水银，有剧毒。水沸入药。不宜过量，久服，以免汞中毒。肝肾病患者慎用。

# 自然铜

【处方用名】自然铜、煅自然铜。

【来源】为硫化物类矿物黄铁矿族黄铁矿。

【功效】散瘀止痛，续筋接骨。

【鉴别要点】

望特征：多呈方块形，直径 0.2～2.5cm。表面亮黄色，有金属光泽，有的表面显棕褐色（系氧化物即氧化铁所致），具棕黑色或墨绿色细条纹及砂眼。立方体相邻晶面上条纹相互垂直，是其重要特征。体重，质硬脆，易砸碎。硬度 6～6.5，比重 4.9～5.2，条痕色棕黑色或黑绿色，断口呈参差状，有时呈贝壳状。断面黄白色，有金属光泽，或棕褐色，可见银白色亮星。（图 13-12）

闻其气：无臭。

尝其味：无味。

辨佳品：以块整齐、色黄而光亮、断面有金属光泽者为佳。

【炮制规格及临床应用】

1. 自然铜 取原药材，除去杂质，大者砸碎，洗净，干燥。生品其质坚硬，不

便粉碎和煎出；多煅淬入药，很少生用。具有散瘀、接骨、止痛的作用。

**2. 煅自然铜**　火煅醋淬。煅淬后使质地酥脆，便于粉碎加工，利于煎出有效成分。（图13-13）

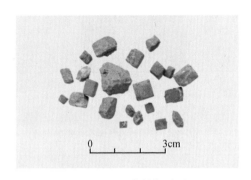

图13-12　自然铜外形

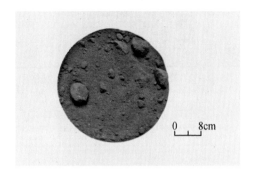

图13-13　煅自然铜外形

【附注】

1. 主产于四川、广东、江苏、云南等省。

2. 自然铜经火煅后二硫化铁分解成硫化铁，经醋淬后表面部分生成醋酸铁，且能使药物质地疏松易碎，并使药物中铁离子溶出增加，易于在体内吸收。

下 篇 实验指导

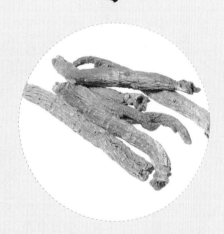

| 第十四章 | 中药炮制学实验 |
| --- | --- |

## 第一节    清炒法

【实验目的】

1. 了解清炒的目的和意义。

2. 掌握炒黄、炒焦和炒炭的基本方法和质量标准。

3. 掌握三种炒法的不同火候，炒后药性的变化及炒炭"存性"的总义。

【实验原理】

根据炒的火候不同，清炒又分为炒黄、炒焦和炒炭。炒黄多用"文火"，炒焦多用"中火"，炒炭多用"武火"。炒制的目的是改变药性，提高疗效，降低毒性和减少副作用，矫味、矫臭以及便于制剂等。

【实验内容】

**1. 炒黄**

（1）酸枣仁    取净酸枣仁，称重，置热锅内，用文火炒至鼓起微有爆裂声，颜色微变深，并嗅到药香气时，出锅放凉，称重。

成品性状：本品呈紫红色，鼓起，有裂纹，无焦斑，手捻种皮易脱落。具香气。

（2）王不留行    取净王不留行，称重，置热锅内，用中火加热，不断翻炒至大部分爆成白花，迅速出锅放凉，称重。

成品性状：本品炒后种皮炸裂，80%以上爆成白花，体轻质脆。

（3）薏苡仁    取净薏苡仁，称重，置热锅内，用文火加热，炒至微黄色，鼓起，微有香气时，取出放凉。称重。

成品性状：本品呈黄色，略具焦斑，有香气。

**2. 炒焦**

（1）山楂　取净山楂片，置热锅内，文火炒至发软，内部变色，再中火炒至表面焦褐色、具焦斑，内黄褐色。

成品性状：本品表面呈焦褐色，具焦斑，内部焦黄色。具焦香气，酸味减弱。

（2）槟榔　取净槟榔片，称重，分档，置热锅内，用文火加热，不断翻炒至焦黄色，具焦斑，取出放凉。筛去碎屑，称重。

成品性状：本品大部分为完整片状，表面焦黄色，具焦斑。有香气。

**3. 炒炭**

（1）蒲黄　取净蒲黄，称重，置热锅内，用中火加热，不断翻炒至焦褐色，喷淋少量清水。灭尽火星，略炒干，取出，摊晾，干燥，称重。

成品性状：本品呈深褐色，质地轻松。味涩，存性。

（2）槐米　取净槐米，称重，置热锅内，用中火加热不断翻炒至黑褐色，发现火星，可喷淋适量清水熄灭，炒干，取出放凉，称重。

成品性状：本品表面呈焦黑色，保留原药外形，存性。

（3）荆芥　取净荆芥段，称重，置热锅内，用中火加热，不断翻炒至黑褐色，喷淋少许清水，灭尽火星，略炒干，取出，摊晾，干燥，称重。

成品性状：本品呈黑褐色，香气减弱。

【注意事项】

1. 依据各法炮制程度及各药特点控制适宜的温度、时间，并注意药材外观变化。炒黄温度一般控制在 160～170℃，炒焦一般控制在 190～200℃，炒炭一般控制在 220～300℃。

2. 酸枣仁炒黄时火力不宜过强，且炒的时间也不宜过久，否则油枯失效。蒲黄如已结块，炒时应搓散团块。王不留行翻炒不宜过快，否则影响其爆花率及爆花程度。

3. 在操作过程中，要勤翻动，避免生熟不匀的现象。炭药要注意防火，一定要凉透后入库。

## 第二节　加固体辅料炒

【实验目的】

1. 了解加固体辅料炒的目的和意义。

2. 掌握加固体辅料炒的方法及质量标准。

3. 掌握加固体辅料炒的火候及注意事项。

【实验原理】

据炒的火候不同，辅料炒分麸炒、土炒、砂炒、蛤粉炒、米炒、滑石粉炒。加辅料妙多用"中火"，砂炒多用"武火"。炒制的目的是为了改变药性，提高疗效，降低毒性和减少副作用，矫味、矫臭以及便于制剂等。

【实验内容】

**1. 麸炒**

（1）枳壳　先将麸皮撒于热锅内，用中火加热，至冒烟时倒入枳壳片，迅速翻动，炒至枳壳表面深黄色时，取出。筛去麸皮，放凉。

每 100kg 枳壳片，用麸皮 10kg。

成品性状：本品表面呈深黄色，内部淡黄色。具香气。

（2）僵蚕　先将麸皮撒于热锅内，用中火加热，至冒烟时，加入净僵蚕，翻炒至表面黄色，取出。筛去麸皮，放凉。

每 100kg 僵蚕，用麸皮 10kg。

成品性状：本品表面呈淡黄色至黄色。腥气较微弱。

**2. 米炒**

（1）斑蝥　取净斑蝥与米置热锅内，用文火加热，翻炒至米呈黄棕色，取出。筛去米粒，放凉。

每 100kg 斑蝥，用大米 20kg。

成品性状：本品微挂火色。臭气轻微。

（2）党参　将大米置热锅内，用文火加热，至大米冒烟时，倒入党参片，翻炒至大米呈焦褐色，党参呈老黄色时，取出。筛去米，放凉。

每 100kg 党参片，用大米 20kg。

成品性状：本品表面呈老黄色，微有褐色斑点。具香气。

**3. 土炒**

（1）山药　先将伏龙肝（或黄土，或赤石脂）置热锅内，用中火加热，至土粉呈轻松灵活状态时，倒入山药片，不断翻炒，至山药挂土色，表面显土黄色，并透出山药固有香气时，取出。筛去土，放凉。

每 100kg 山药，用土 30kg。

成品性状：本品表面轻挂薄土，呈土黄色，无焦黑斑和焦苦味。具土香气。

（2）白术　先将伏龙肝（或黄土，或赤石脂）置热锅内，用中火加热，至土粉呈轻松灵活状态时，倒入白术片，不断翻炒至外表挂有土色，并透出白术固有香气时，取出。筛去土，放凉。

每 100kg 白术，用土 30kg。

成品性状：本品表面呈土黄色，无焦黑斑和焦苦味。具土香气。

**4. 砂烫**

（1）马钱子　将净砂置热锅内，用武火加热，至滑利容易翻动时，投入马钱子，不断翻炒，至外表呈棕褐色或深褐色，内部鼓起小泡时，取出。筛去砂，放凉。

成品性状：本品表面呈深褐色或褐色，击之易碎，其内面鼓起小泡。具苦香味。

（2）鸡内金　将净砂置热锅内，用中火加热，至滑利容易翻动时，倒入大小一致的鸡内金，不断翻炒，至鼓起，卷曲，表面金黄色时，立即取出。筛去砂，放凉。

成品性状：本品膨胀鼓起，表面金黄色，质脆。具焦香气。

**5. 蛤粉烫**

阿胶　先将胶块烘软，切成小丁备用。

取蛤粉置热锅内，用中火加热至灵活状态，放入阿胶丁，不断翻埋，烫至阿胶丁鼓起呈圆球形，内无"溏心"，颜色由乌黑转为深黄色，表面附着一层薄薄的蛤粉时，迅速取出。筛去蛤粉，放凉。

每 100kg 阿胶，用蛤粉 40kg。

成品性状：本品呈类圆球形，表面灰白色至灰褐色，内无"溏心"，质轻而脆，中空，略成海绵状。

**6. 滑石粉烫**

水蛭　先将滑石粉置热锅内，用中火加热至灵活状态，倒入净水蛭段，勤翻炒至微鼓起，呈黄棕色时取出。筛去滑石粉，放凉。

成品性状：本品淡黄色或黄棕色，微鼓起，质松脆，易碎。有腥气。

【注意事项】

1. 需加辅料炒制的药材应为干燥品，且大小分档并经过净选加工处理。

2. 麸炒药物火力可稍大，撒入麸皮应立即冒烟，随即投入药物，借麸皮之烟熏使药物变色，但火力过大，则麸皮迅速焦黑，不产生浓烟而达不到麸炒的目的。

3. 米炒火力不宜过大，温度过高会使药材烫焦，影响质量。

4. 阿胶颗粒一般在 10mm$^3$ 左右为宜，大了不易透心，会成"溏心"，过小易被烫焦，二者均影响质量。

5. 土炒必须先将土粉加热呈灵活状态时加入药物。如果温度过低，则药物挂不上土，颜色也不易改变；温度过高，则药物焦化。

6. 土、砂、蛤粉、滑石粉炒时，投药前辅料都应先加热至灵活状态，特别是第一次被用于炒药时尤应如此。

7. 炒过剧毒药物的辅料，不能再用于炒制其他药物，也不可乱倒。

# 第三节　炙　法

【实验目的】

1. 了解各种炙法的目的意义。

2. 掌握各种炙法的操作方法、注意事项、成品规格、辅料选择和一般用量。

【实验原理】

药物吸收辅料经加工后在性味、功效、作用趋向、归经和理化性质上均能发生某些变化，起到降低毒性、抑制偏性、增强疗效、矫臭矫味、使有效成分易于溶出等作用，从而最大限度地发挥疗效。

【实验内容】

1. 酒炙

川芎　取净川芎片，用黄酒拌匀，闷润至酒被吸尽后，置热锅内，用文火加热，炒至棕黄色，取出放凉。筛去碎屑。

川芎每 100kg，用黄酒 10kg。

成品性状：本品呈棕黄色，微有酒气。

**2. 醋炙**

（1）香附　取净香附粒块或片，加米醋拌匀，闷润至透，置热锅内，用文火加热，炒至香附微挂火色，取出晾干。筛去碎屑。

香附每 100kg，用米醋 20kg。

成品性状：本品制后颜色加深，微挂火色，具醋气。

（2）乳香　取净乳香置热锅内，用文火加热，炒至冒烟，表面微熔，喷淋米醋，继续拌炒至表面显油亮光泽，取出放凉。

乳香每 100kg，用米醋 10kg。

成品性状：本品表面呈深棕色至黑褐色，粗糙。质松脆，微有醋香气。

**3. 盐炙**

（1）杜仲　取净杜仲丝或块，加盐水拌匀，润透，置热锅内，用中火加热，炒至焦黑色，丝易断时，取出放凉。筛去碎屑。

杜仲每 100kg，用食盐 2kg。

成品性状：本品呈焦黑色，银白色橡胶丝减少，弹性减弱，折断后丝易断，并略具咸味。

（2）车前子　取净车前子，置热锅内，用文火加热，炒至略有爆裂声，微鼓起时，喷入盐水，炒干后取出放凉。

车前子每 100kg，用食盐 2kg 。

**4. 蜜炙**

（1）甘草　取炼蜜加适量开水稀释，加入净甘草片内拌匀，闷润，置热锅内，用文火加热，炒至表面棕黄色，不粘手时，取出放凉。筛去碎屑。

甘草每 100kg，用炼蜜 25kg。

成品性状：本品呈棕黄色，微有光泽。味甜，具焦香气。

（2）百合　取净百合，置热锅内，用文火加热，炒至颜色加深时，加入用少量开水稀释过的炼蜜，迅速翻动，拌炒均匀，继续炒至微黄色，不粘手时，取出放凉。

百合每 100kg，用炼蜜 5kg。

成品性状：本品呈金黄色，光泽明显。味甘微苦。

**5. 姜炙**

厚朴　取净厚朴丝，加姜汁拌匀，闷润，至姜汁完全吸尽，置热锅内，不断翻动，用文火加热，炒干，取出，放凉。筛去碎屑。

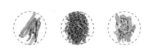

厚朴每100kg，用生姜10kg（干姜用1/3）。

成品性状：本品色泽加深，具姜的辛辣气味。

【注意事项】

1. 各炙法中采用先拌辅料后炒方法炒制的药，一定要闷润至辅料完全被吸尽或渗透到药物组织内部后，才可进行炒制。酒炙药物闷润时，容器要加盖密闭，以防酒迅速挥发。后加辅料炙的药物，辅料要均匀喷洒在药物上，不要沿锅壁加入，以免辅料迅速蒸发。

2. 若液体辅料用量较少，不易与药物拌匀时，可先加适量开水稀释后，再与药物拌润。

3. 在炙炒时，火力不可过大，翻炒宜勤，一般炒至近干，颜色加深时，即可出锅摊晾。

# 第四节　煅　法

【实验目的】

1. 了解煅法的目的和意义。

2. 掌握三种煅制方法的操作要点及火候、注意事项和质量标准。

【实验原理】

煅的温度一般在300～700℃，煅的目的是使药物减少刺激性，改变药物的性能，增强疗效或缓和药性。经煅后，质地酥松易碎，易于煎出有效成分，使药物发挥应有作用。

【实验内容】

**1. 明煅法**

明矾　取明矾除去杂质，筛或拭去浮灰，打碎，称重，置于适宜的容器内，用武火加热，切勿搅拌，煅至水分完全蒸发，无气体放出，全部泡松，呈白色蜂窝状固体时，取出放凉，称重。

成品性状：本品呈洁白色，无光泽，蜂窝状块，体轻松，手捻易碎。

**2. 煅淬法**

自然铜　取净自然铜小块，置适宜容器内，用武火加热，煅至红透，取出后立即放入醋内浸淬，如此反复煅淬数次，至黑褐色，表面光泽消失并酥松，取出，

摊凉。

自然铜每 100kg，用米醋 30kg。

成品性状：本品为不规则碎粒，灰黑色或黑褐色，质酥脆，无金属光泽。带醋气。

**3. 扣锅煅法**

棕榈　取净棕毛段或棕板块，置适宜容器内，上扣一较小容器，两容器结合处用盐泥封固，上压重物，并贴一块白纸条或大米数粒，先用文火加热，后用武火煅至白纸或大米呈深黄色时，停火，待凉后，取出。

成品性状：本品为黑褐色或黑色的块状或毛状物，有光泽。

【注意事项】

1. 煅明矾，中途不得停火，并忌搅拌。

2. 煅淬药物火力要强，并要趁热淬之。

3. 扣锅煅的过程中如发现黄泥开裂漏气现象应及时补固。煅透后务须放冷方能打开。

4. 煅锅内药物不宜放得过多过紧，以容器的 2/3 为宜。

5. 煅制自然铜过程中，会产生硫的升华物或有毒的二氧化硫气体，故应在通风处操作。

## 第五节　蒸法、煮法、燀法

【实验目的】

1. 了解蒸、煮、燀的目的和意义，辅料的性质和作用。

2. 掌握蒸的方法、程序、质量要求。

【实验原理】

通过蒸、煮、燀法加工药材。蒸制主要在于改变药物性味，产生新的功能，扩大临床适用范围，增强疗效，软化药材，便于切制或使药材便于保存。煮制其主要目的是降低毒性或副作用。燀制主要在于破坏一些药物中的酶，同时也有利于除去非药用部位或分离不同的药用部位。

【实验内容】

**1. 蒸制**

（1）大黄　先将大黄切成小块，置于容器内，用黄酒拌匀，再装入砂锅中（或

密闭容器内），锅口密闭，隔水加热。先用武火加热至圆气后，再用文火蒸至酒被药物吸尽，大黄内外均呈黑褐色时，取出放凉，出罐，干燥。

大黄每 100kg，用黄酒 30kg。

成品性状：本品内外均呈黑褐色，略有清香气。

（2）何首乌　取净何首片或块，置于容器内，用黑豆汁拌匀，再装入砂锅中（或密闭非铁质容器内），锅口密闭，隔水加热。先用武火加热至圆气后，用文火蒸至汁液吸尽并呈棕褐色时，取出放凉，出罐，干燥。

何首乌每 100kg，用黑豆 10kg。

黑豆汁制法：取净黑豆加适量水，煮 2～3 小时，滤汁，再加水煮 2 小时，滤汁，两次汁合并约为黑豆的 3 倍。

成品性状：本品表面呈棕黑色，质坚硬，断面角质样棕褐色或黑色。味微甘。

**2. 煮制**

川乌　取净川乌，用水浸泡至内无干心（约 2 天，如有发霉要换水），取出，加水煮沸至大个及实心者切开内无白心，口尝微有麻舌感时（约煮 2 小时以上），取出，切成薄片，干燥，筛去碎屑。

成品性状：本品表面灰褐色或暗黄色，中心部色较浅呈灰色，周边黑褐色。味淡不麻舌或微有麻舌感。

**3. 焯制**

苦杏仁　取原药材，除去杂质及硬壳，置 10 倍量沸水中煮 5 分钟，待种皮微膨起易脱落时即捞至凉水中稍浸，捞起，搓开种皮与种仁，干燥，簸去种皮，用时捣碎。

成品性状：本品外表净白，无黑子或带皮者。

【注意事项】

1. 蒸法中注意药物与辅料拌匀，待辅料吸尽后再蒸。

2. 与辅料共同蒸时最好采用间接蒸法。

3. 蒸制时一般先用武火，待"圆气"后改为文火。

4. 加辅料蒸完后，剩余的辅料应拌入药物，再干燥。

5. 煮法中适当掌握加水量，适当掌握火候。

6. 煮制中途需加水时，应加沸水。

# 第六节　制霜法、煨法

【实验目的】

1. 了解制霜的目的和意义。掌握制霜的操作方法及质量标准。

2. 明确煨法的目的、意义及对药性的影响。掌握煨法的操作方法、注意事项及质量要求。

【实验原理】

主要是减低毒性或副作用。

【实验内容】

**1. 制霜**

巴豆霜　取净巴豆仁，碾成泥状，里层用纸，外层用布包严，蒸热，用压榨器榨去油，再蒸再压，如此反复几次，至药物松散成粉末，不再粘结成饼为度。少量者，可将巴豆仁碾碎后，用数层粗纸包裹，置电热板上烘热，压榨去油，换纸后再烘再榨，如此反复数次，至纸上不再出现油痕，药物呈松散粉末不再粘结成饼为度。

成品性状：本品含油量应为 18% ～ 20%，呈暗黄色粉末，性滞腻，松散微显油性。味辛辣。

**2. 煨法**

（1）肉豆蔻　取面粉加水适量混合均匀成适宜的团块，再压成薄片，将肉豆蔻逐个包裹。或将肉豆蔻表面用水湿润，如水泛丸法包裹面粉，再湿润再包裹至 3 ～ 4 层，晾至半干。投入已炒热的滑石粉锅内，适当翻动，至面皮呈焦黄色时取出。筛去滑石粉，剥去面皮。

肉豆蔻每 100kg，用面粉 50kg。

成品性状：本品表面呈棕色，断面大理石样花纹不明显，质轻油润。香气较生品更浓，味辛辣。

（2）木香　取未干燥的木香片平铺于吸油纸上，一层木香一层纸，如此间隔平铺数层，上下用平坦木板夹住，以绳捆扎结实，使木香与纸贴紧，放于温度较高的地方，使油渗于纸上，重复操作至纸上无油迹时，取出木香，放凉。

成品性状：本品颜色加深，香气明显减弱，总油量降低。

【注意事项】

1. 制备巴豆霜要注意劳动保护，应戴口罩、手套，实验用具应及时洗刷干净。

2. 煅制时火力不宜过大，以便油质徐徐渗入辅料内。

# 第七节　水飞法

【实验目的】

1. 掌握水飞的目的和意义。

2. 掌握水飞朱砂的操作方法、注意事项及质量要求。

【实验原理】

主要是减低毒性或副作用。

【实验原理】

朱砂　取原药材，用磁铁吸尽铁屑，置乳钵内，加适量清水研磨成糊状，加多量清水搅拌，使成红色混悬液，稍停，即倾出上层混悬液。下层粗粉如上法继续研磨，如此反复数次，除去杂质，合并混悬液，静置，分取沉淀，晾干，研散。

成品性状：朱红色之极细粉。味淡。

【注意事项】

水飞过程中，开始研磨时可稍加些水，防止研时药物飞扬，但水不可太多，否则不利于研磨。

# 第十五章　综合性实验

第一节　益母草膏的制备

益母草苦、辛、微寒，归肝、心包经，有活血、调经、祛瘀生新、利尿消肿等功效。主治月经不调、崩漏难产、痛经、产后瘀阻等症，素有"血家圣药""经产良药"之称。处方选用辅料为红糖。

【实验目的】

掌握煎膏剂的制备方法。

【实验材料】

电磁炉、锅、纱布；益母草、红糖。

【实验内容】

**1. 处方**　益母草 125g，红糖 31.5g。

**2. 制法**

（1）浸泡　药材用清水浸泡 12 小时，使药材完全浸透。

（2）煎煮　取益母草洗净切碎，置锅中，加水高于药材 3 ～ 4cm，煎煮两次，每次 0.5 小时，合并煎液，滤过。

（3）浓缩　滤液浓缩成相对密度 1.21 ～ 1.25（80 ～ 85℃）的清膏。

（4）炼糖　称取红糖，加糖量 1/2 的水及 0.1% 酒石酸，直火加热熬炼，不断搅拌，至呈金黄色时。

（5）收膏　清膏加入炼糖，继续加热熬炼，不断搅拌和捞取液面上的泡沫，继续浓缩至相对密度 1.4 左右，即得。

## 第二节　六味地黄丸的制备

【实验目的】

掌握六味地黄丸的制备方法与操作要领。

【实验材料】

粉碎机、七号筛（120目）、电磁炉、锅、纱布；熟地黄、山茱萸（制）、牡丹皮、山药、茯苓、泽泻；试剂：蜂蜜。

【实验内容】

**1. 处方**　熟地黄160g，山茱萸（制）80g，牡丹皮60g，山药80g，茯苓60g，泽泻60g。

**2. 制法**

（1）中药材的前处理

①炮制

山茱萸：取净山茱萸，用酒炖法炖至酒吸尽。每100g用黄酒20g。

熟地黄：去净杂质。

牡丹皮：去净杂质，抢水洗净。

山药、泽泻：去净杂质，洗净干燥。

茯苓：筛去灰屑。

②配料：按生产处方量称取中药：熟地黄3.2kg，山药1.6kg，山茱萸（制）1.6kg，茯苓1.2kg，泽泻1.2kg，牡丹皮1.2kg，共10kg。

③粉碎：因为熟地黄、酒萸肉黏性比较大，用万能粉碎机进行串料粉碎。

④过筛：将药材粉碎，过七号筛，混匀。

（2）黏合剂的制备

①炼蜜（中蜜）：取生蜂蜜约3kg，装入锅内，加热至沸后，纱布过滤，除去死蜂、蜡泡沫及其他杂质，然后继续加热炼制，至表面起黄色气泡，有明显光泽，手捻有一定黏性，但两手指分开无白丝。此时蜜温在116～118℃。

②制黏合剂：将一份纯水煮沸，加入三份炼蜜，同时搅拌至全部溶化，煮沸，滤过，即可。

（3）制丸　每100g粉末加炼蜜80～110g，制丸块，搓丸条，制丸粒，每丸重9g；或每100g粉末加炼蜜35～50g与适量的开水泛丸，干燥，制得水蜜丸。